# BRUSTSTRAFFUNG

# BRUSTSTRAFFUNG

Edvin Turkof & Elis Sonnleitner

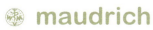

# BIBLIOGRAFISCHER NACHWEIS

**Hinweis**
In diesem Buch findet der/die LeserIn Informationen und Ratschläge, die von den Autoren nach bestem Wissen und Gewissen ausgewählt wurden. Es muss jedoch klar sein, dass die Lektüre des Buches die medizinische Betreuung nicht ersetzen kann. Aus diesem Grund lehnen die Autoren und der Verlag jede Haftung für jede Art von Schäden ab, die sich nach dem Gebrauch oder dem fehlerhaften Gebrauch der in diesem Buch beschriebenen Hinweise und Operationsmethoden ergeben. Ebenso wird festgehalten, dass alle fotografischen Abbildungen ohne Ausnahme von PatientInnen stammen, die Univ.-Prof. Dr. Turkof operiert hat und dass die Ergebnisse nicht nachbearbeitet wurden. Univ.-Prof. Dr. Turkof stellt ebenso fest, dass die Bilder zur Aufklärung des Laienpublikums dienen und reguläre Operationsergebnisse darstellen. Keinesfalls soll der Eindruck vermittelt werden, dass solche Ergebnisse von anderen Operateuren nicht zu erzielen sind.

Alle Rechte, auch die des auszugsweisen Abdrucks oder der Reproduktion einer Abbildung, sind vorbehalten. Das Werk einschließlich aller seiner Teile ist urheberrechtlich geschützt.

Jede Verwertung ohne Zustimmung des Verlages ist unzulässig. Dies gilt insbesondere für Vervielfältigungen, Übersetzungen, Mikroverfilmungen und die Einspeicherung und Verarbeitung in elektronischen Systemen.

Bibliografische Information der Deutschen Nationalbibliothek
Die Deutsche Nationalbibliothek verzeichnet diese Publikation in der Deutschen Nationalbibliografie; detaillierte bibliografische Daten sind im Internet über http://dnb.d-nb.de abrufbar.

Copyright © 2010 Wilhelm Maudrich Verlag, Wien
Verlag für medizinische Wissenschaften

Design und Satz: Büro X Wien
Illustrationen: Helmut Dolznig
Fotos: Klaus Vyhnalek (AutorInnen), Edvin Turkof (PatientInnen)
Schutzumschlag (Foto): © Ambidox / shutterstock images
Cover (Gemälde): Marcantonio Franceschini (1648–1729)
Diana und Callisto, 1698, Öl auf Leinwand; 393 x 290 cm
© Sammlungen des Fürsten von und zu Liechtenstein, Vaduz–Wien
Beratung: Mensalia GmbH, Wien
Druck: Holzhausen Druck + Medien, Wien
Printed in Austria

Wir bedanken uns sehr herzlich beim Liechtenstein Museum, Wien für die Bildlizenzen unserer Cover.
www.liechtensteinmuseum.at

ISBN 978-3-85175-892-4

„DER ZAUBER, DER MIT DER ERFINDUNG UND VERBREITUNG
DES GROSSEN SPIEGELS INS LEBEN GERUFEN WURDE,
BESCHERT UNS AM ENDE DIE ÄSTHETISCHE CHIRURGIE.

DEN EINEN, DEN APOKALYPTIKERN UNTER UNS,
ERSCHEINT DIES ALS MONSTRÖSE ENTWICKLUNG,
ALS WEITERES INDIZ FÜR DEN VERFALL DER ‚WAHREN'
WERTE ABENDLÄNDISCHER KULTUR;

DIE ANDEREN, DIE INTEGRIERTEN,
MEIST WENIGER THEORETISCH BESCHLAGEN,
REALISIEREN INZWISCHEN DIE NEUEN
MÖGLICHKEITEN DER LEBENSGESTALTUNG
MIT UNBEFANGENER LEICHTIGKEIT.

GIBT ES EIN KRITERIUM,
DAS ZWISCHEN BEIDEN POSITIONEN VERMITTELT?
PASOLINIS ANTWORT AUF DIESE FRAGE LAUTET: GLÜCK.

DAS WAS WIRKLICH ZÄHLT — IST DAS ETWA NICHT DAS GLÜCK?
WOFÜR MACHT MAN DENN DIE REVOLUTION
(UND SEI ES BLOSS EINE SCHÖNHEITSREVOLUTION, ANM. D. VERF.),
WENN NICHT UM GLÜCKLICH ZU SEIN?"

Otto Penz, „Schönheit des Körpers", 1995

# CURRICULA VITAE

### EDVIN TURKOF

Univ.-Prof. Dr. Edvin R. Turkof, geboren 1956 in Wien, promovierte 1982 in Wien zum Doktor der Medizin. Facharztausbildung an der Abteilung f. Plastische und Rekonstruktive Chirurgie am AKH-Wien (Prof. H. Millesi). Habilitation 1996. 1997 Ernennung zum außerordentlichen Universitätsprofessor. 1997 Eröffnung der Privatordination, Arbeitsschwerpunkte Ästhetische Chirurgie, Chirurgie der peripheren Nerven, Brustchirurgie und Mikrochirurgie.

Zahlreiche wissenschaftliche Projekte und Publikationen im In- und Ausland (USA, Ägypten, Ukraine, Indien, Nepal). Billroth-Preis der Österreichischen Ärztekammer, Peat-Prize der Indischen Gesellschaft für Plastische Chirurgie.

Setzen innovativer Akzente in der Ästhetischen Chirurgie durch intensive Fortbildung bei internationalen Größen in Chicago, Lissabon, Montpellier, Paris, Brüssel, München, Garmisch Partenkirchen, Tel-Aviv, Bombay. 1999 Einführung der vibrationsassistierten Fettabsaugung in Wien, 2002 der Tränensack- und Augenringkorrektur mit der Fettumschlagsplastik, 2006 des Midface-Liftings.

Seit 2002 Lehrvorträge über ästhetisch-chirurgische Operationstechniken auf internationalen Kongressen und Workshops.

### ELIS SONNLEITNER

Mag.ª phil. Elis Sonnleitner, geboren 1977 in Villach, ist akademisch ausgebildete Übersetzerin und Dolmetscherin. Studium am Zentrum für Translationswissenschaft der Universität Wien sowie an der DCU Dublin (Abschluss April 2005). Kernarbeitsbereiche stellen neben dem Übersetzen vor allem Textproduktion und Textoptimierung dar.

Elis Sonnleitner schreibt, lebt und arbeitet in Wien.

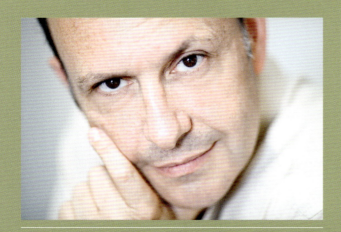
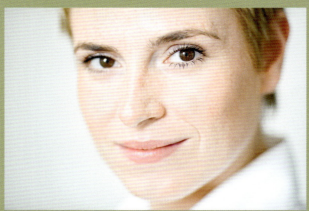

# LIEBE LESERINNEN UND LESER

Seitdem Internet, Boulevardpresse, Radio und Fernsehen immer häufiger über „Schönheitschirurgie" berichten, sind wir mit dem Problem konfrontiert, dass Ratsuchende mit halbrichtigem Wissen in die Ordination kommen und Operationen wünschen, deren Zweckmäßigkeit und Realisierbarkeit nicht immer gegeben sind.

Ebenso finden sich regelmäßig Medienberichte über sogenannte „neue" oder „vereinfachte" Eingriffe, deren Effektivität seitens des/r RedakteurIn nicht geprüft wurde. Weder kann ein korrektes Facelifting in der Mittagspause durchgeführt werden, noch ist es vertretbar, eine Brustvergrößerung mit Implantaten in örtlicher Betäubung durchzuführen; mit Botox wird nichts „unterspritzt", und die Fett-weg-Spritze kann eine Fettabsaugung nicht ersetzen.

Bagatellisierende oder schlichtweg falsche Berichterstattung führt zu Fehlinformationen und gefährlicher Unterschätzung der gewünschten Operation: Ein ästhetischer Eingriff darf keinesfalls verharmlost werden.

Ich versuche meine PatientInnen umfassend aufzuklären, weil dies für mich die Voraussetzung für das Vermeiden böser Überraschungen und falscher Erwartungen ist. Das schulterklopfende „Das machen wir schon ..." ist nicht meine Form der Beratung.

Das vorliegende Buch soll Ihnen allgemein verständliche, nachvollziehbare und anschauliche Information übermitteln.

Wir hoffen, dass der Umfang des Buches Sie nicht abschreckt, sondern vielmehr dazu beiträgt, alle wichtigen Fragen zu beantworten. Je besser PatientInnen über eine ästhetisch-chirurgische Operation Bescheid wissen, umso sicherer finden sie den geeigneten Arzt.

Ästhetische Chirurgie ist fast nie medizinisch indiziert, daher betrachte ich meine Tätigkeit in erster Linie als Dienstleistung. Exzellentes Service ist unerlässlich, Korrekturen von woanders misslungenen Eingriffen stellen keine Belastung, sondern eine Herausforderung dar, 24-stündige Erreichbarkeit nach einer Operation ist selbstverständlich.

Wir hoffen, dass dieses Buch für Sie interessant und informativ ist.

Edvin Turkof & Elis Sonnleitner

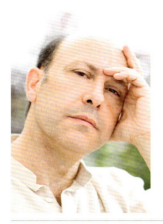
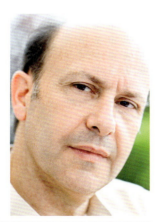
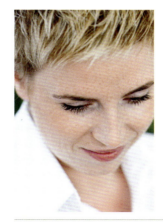
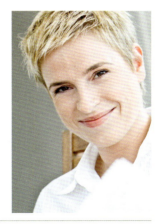

# INHALT

| | | |
|---|---|---:|
| | Herzensangelegenheit | 10 |
| | Interview | 14 |
| I | Einleitung | 19 |
| II | Geschichtliche Entwicklung der Bruststraffung | 23 |
| III | Medizinische Grundlagen | 29 |
| | 1. Anatomie und Physiologie der weiblichen Brust | 31 |
| | 2. Verlauf des Hautschnitts | 34 |
| | 3. Blutversorgung des Mammillen-Areola-Komplexes (MAK) | 36 |
| | 4. Mobilisierung des verbleibenden Gewebes | 36 |
| | 5. Bildung eines inneren BHs (Dermissuspension) | 36 |
| | 6. Sensibilität des Mammillen-Areola-Komplexes (MAK) | 37 |
| | 7. Stillfähigkeit | 37 |
| | 8. Dauerhaftigkeit des Operationsergebnisses | 37 |
| | 9. Narbenverlauf (Kleidung) | 38 |
| | 10. Narbenqualität | 38 |
| IV | Augmentationsmastopexie | 39 |
| | 1. Silikon und Brustkrebs, Silikon und Körperverträglichkeit | 40 |
| | 2. Implantate | 42 |
| |    Größe und Form der Implantate | 42 |
| |    Hülle der Implantate | 44 |
| |    Inhalt der Implantate | 45 |
| |    Haltbarkeit der Implantate | 45 |
| |    Wer entscheidet über die Wahl der Implantate? | 46 |
| | 3. Zugangswege | 46 |
| | 4. Platzierung der Implantate | 47 |
| | 5. Kapselbildung, Kapselfibrose – Wie entsteht sie und warum? | 50 |
| | 6. Alternative Eigenfett? Brustvergrößerung durch Eigenfetttransplantation | 54 |

| | | |
|---|---|---|
| V | Die Operation im Detail | 59 |
| | 1. Bruststraffung mit geringer Hebestrecke | 60 |
| | 2. Bruststraffung mit mittlerer Hebestrecke | 62 |
| | 3. Bruststraffung mit gleichzeitiger Brustvergrößerung mit Silikon-Implantaten | 65 |
| VI | OP-Vorbereitung, OP-Verlauf, Spitalsaufenthalt | 85 |
| VII | Nachsorge – Was ist nach der Operation zu beachten? | 87 |
| | 1. Nachsorge | 88 |
| | 2. Langzeitergebnisse | 89 |
| VIII | Was kann alles schiefgehen? Risiken und Komplikationen | 91 |
| | 1. Bruststraffung allgemein | 92 |
| | 2. Augmentationsmastopexie mit Silikon-Implantaten | 95 |
| | 3. Augmentationsmastopexie mit Eigenfett | 97 |
| IX | Kurz & bündig – Zusammenfassung | 99 |
| | 1. Bruststraffung allgemein | 100 |
| | 2. Augmentationsmastopexie mit Silikon-Implantaten | 101 |
| | 3. Augmentationsmastopexie mit Eigenfett | 102 |
| X | Historischer Streifzug | 103 |
| XI | Anhang | 123 |
| | 1. Glossar | 124 |
| | 2. Operatives Spektrum Univ.-Prof. Dr. Edvin Turkof | 134 |
| | 3. Alle Bände auf einen Blick | 136 |
| | 4. Kontakt | 136 |

# HERZENSANGELEGENHEIT

Es ist mir eine Herzensangelegenheit …
Ihnen, liebe Leserinnen & Leser neben dem medizinischen Fachteil auch einen Einblick in das Berufsbild des Plastischen Chirurgen zu geben und Ihnen einige wichtige Hintergrundinformationen zu vermitteln.

### Wie wird man in Österreich Plastischer Chirurg?

Die Berufsbezeichnung lautet „Facharzt für Plastische, Ästhetische und Rekonstruktive Chirurgie", das Fach ist in Österreich seit 1988 eigenständig. Davor war die Plastische Chirurgie lediglich ein Zusatzfach der Allgemeinchirurgie. Die Facharztausbildung dauert sechs Jahre. Fast immer muss man jahrelang warten, bzw. bereits während des Studiums wissenschaftlich arbeiten, um einen der äußerst begehrten Ausbildungsplätze zu bekommen.

### Was lernt man in der Ausbildung zum Plastischen Chirurgen?

Die Plastische Chirurgie weist den umfangreichsten Operationskatalog aller chirurgischen Fächer auf. Die Facharztausbildung beinhaltet folgende Teilgebiete:

1. Rekonstruktive Chirurgie
2. Mikrochirurgie
3. Handchirurgie
4. Chirurgie der peripheren Nerven
5. Verbrennungschirurgie (-behandlung)
6. Ästhetische Chirurgie

1. Rekonstruktive Chirurgie
   Die Rekonstruktive Chirurgie behandelt u. a. Gewebedefekte, die durch Verletzungen oder Operationen entstanden sind. Typische Beispiele sind Unterschenkelbrüche nach Motorradunfällen, bei welchen Haut und Muskel verloren gehen und der Knochen freiliegt, oder Brustkrebs, wenn die erkrankte Brust entfernt werden muss. In beiden Fällen „rekonstruiert" der Plastische Chirurg, indem er von einer anderen Körperregion Gewebe entnimmt und damit den Substanzdefekt deckt (Lappenplastik).

2. Mikrochirurgie
   Wenn der Eingriff die Zuhilfenahme eines Operations-Mikroskops erfordert, spricht man von Mikrochirurgie. Sie wird in der Plastischen Chirurgie u. a. bei der Naht von durchtrennten Nerven oder Gefäßen mit kleinem Durchmesser eingesetzt, wie beispielsweise beim Wiederannähen eines abgetrennten Fingers. Der Durchmesser des Nahtmaterials beträgt etwa ein hundertstel Millimeter (0,01 mm). Zur Erlernung der dafür notwendigen Fingerfertigkeit wird monatelang an Ratten geübt.

3. Handchirurgie
   Die Handchirurgie umfasst alle Operationen an der Hand. Dazu gehören Korrekturen von angeborenen Missbildungen, Wiederherstellung von Gelenken, Versorgung von Verletzungen, aber auch die Behebung von Engpasssyndromen (Carpaltunnelsyndrom – CTS, Loge de Guyon), Dupuytren'sche Kontraktur, Trigger Finger u. v. m.

4. Chirurgie der peripheren Nerven
   Dieses Teilgebiet der Plastischen Chirurgie ist Prof. Hanno Millesi zu verdanken, der im Übrigen zum heutigen Zeitpunkt noch immer aktiv ist und die Nervenchirurgie zu seinem Lebenswerk gemacht hat. Die Chirurgie der peripheren Nerven betrifft alle Nerven, die außerhalb des Schädels und des Rückenmarks liegen.

5. Verbrennungschirurgie (-behandlung)
   Der Plastische Chirurg übernimmt die Erstbehandlung, die Intensivtherapie und alle notwendigen Folgeeingriffe. Zunächst wird die verbrannte Haut entfernt und durch Spalthaut oder labortechnisch gezüchteter Eigenhaut ersetzt. Nach Abheilung übernimmt der Plastische Chirurg die Korrektur bewegungseinschränkender und unschöner Narben.

6. Ästhetische Chirurgie
   Die Ästhetische Chirurgie umfasst alle Operationen, die der Verbesserung des Aussehens dienen. Diesem Teilgebiet der Plastischen Chirurgie ist dieses Buch gewidmet.

### Sind Plastische Chirurgen also Alleskönner?

Natürlich kann ein Plastischer Chirurg unmöglich alle Teilgebiete perfekt beherrschen. Wir erhalten während der Ausbildung eine solide Basis aller Teilgebiete und werden dadurch mit dem notwendigen Rüstzeug ausgestattet, bei allen plastisch-chirurgischen Problemstellungen zu entscheiden, ob wir selber eingreifen können oder einen besser spezialisierten Kollegen hinzuziehen.

### Rechtliche Aspekte zur Berufsbezeichnung

Die Bezeichnungen „Schönheitschirurg", „kosmetischer Chirurg", „ästhetischer Chirurg", „Arzt für kosmetische Chirurgie", „Arzt für Schönheitschirurgie" usw. sind in Österreich und auch in vielen anderen Ländern rechtlich nicht geschützt und können somit von jedem Facharzt oder von jedem Allgemeinmediziner (praktischer Arzt) geführt werden. Alle genannten Bezeichnungen sagen also nichts darüber aus, ob tatsächlich die Ausbildung zum Plastischen Chirurgen absolviert wurde. Nur wer diese Ausbildung absolviert hat, darf sich „Facharzt für Plastische, Ästhetische und Rekonstruktive Chirurgie" nennen.

### „World Academy of Cosmetic Surgery" – Haben Sie solche Zeugnisse schon einmal in einer Ordination gesehen?

Viele Kollegen betreiben ästhetische Chirurgie, ohne die Ausbildung zum Plastischen Chirurgen absolviert zu haben. Dieser Umstand ist mittlerweile auch Laien bekannt, und langsam hinterfragen PatientInnen (leider immer noch zu wenige) die fachliche Qualifikation von „ästhetischen Chirurgen". Besonders geschäftstüchtige Plastische Chirurgen kamen auf die zweifelhafte Idee, Vereine mit wohlklingenden Namen zu gründen („World Academy of Cosmetic Surgery", „European Academy of Cosmetic Surgery" usw.). In weiterer Folge wurden teure Kongresse mit Kursen organisiert, auf welchen bekannte (eingeladene) Plastische Chirurgen Lehrvorträge abhielten. Die Kongress-Teilnehmer erhielten nach Abschluss einer lachhaften Prüfung ein „Zertifikat", das den „erfolgreichen Abschluss des Kurses über ästhetische Chirurgie" bescheinigt (selbstverständlich wurden hohe Prüfungsgebühren eingehoben). Diese und ähnliche Zertifikate sind in zahlreichen Ordinationen zu bewundern.

Auch ich folgte 2002 unbedarft einer solchen Einladung. Als ich bei der „Zeugnisverteilung" die Zusammenhänge begriff, wurden meine geäußerten Bedenken von den Veranstaltern wie folgt abgetan (Originalzitat): „Mach Dir keine Sorgen, wenn die unseren Kongress besuchen, werden sie niemals Plastische Chirurgie betreiben …". Es war ihnen natürlich einerlei, dass mit den ausgestellten Zertifikaten Missbrauch betrieben wird.

Die einzigen ernst zu nehmenden Zeugnisse sind Teilnahme- und Mitgliedsbestätigungen, die von approbierten nationalen oder internationalen Fachgesellschaften unterzeichnet sind. Im Zweifelsfall erkundigen Sie sich bei der Ärztekammer über den Veranstalter oder die Gesellschaft (ist auf dem Zeugnis vermerkt). Das ist zwar mühsam, kann sich aber unter Umständen sehr bezahlt machen!

### Ist jeder Plastische Chirurg auch ein guter Ästhetischer Chirurg?

Kein Arzt kann das gesamte Spektrum dieses Fachgebietes beherrschen. Außerdem besteht während der ästhetisch-chirurgischen Ausbildung oft Patientenmangel. Die Krankenkassen übernehmen äußerst selten die Kosten ästhetisch-chirurgischer Eingriffe, weshalb in den Ausbildungsspitälern grundsätzlich zu wenige Eingriffe durchgeführt werden können. Dennoch ist es die einzige Facharztausbildung, in welcher die Gesamtheit aller ästhetisch-chirurgischen Eingriffe integraler Bestandteil des Ausbildungskataloges ist. Wer nun besonderes Interesse an der ästhetischen Chirurgie hat, bemüht sich und bildet sich in nationalen und internationalen Kursen weiter.

Gelegenheit dazu gibt es zur Genüge: Die Österreichische Gesellschaft für Plastische, Ästhetische und Rekonstruktive Chirurgie veranstaltet zur Qualitätssicherung unserer Berufsgruppe regelmäßig Kurse. Hier wird sichergestellt, dass lediglich Mitglieder unserer Berufsgruppe teilnehmen dürfen.

### Wie findet der Ratsuchende „seinen" Plastischen Chirurgen?

Am Wichtigsten ist die Qualität des Beratungsgesprächs: Der Ratsuchende muss das Gefühl bekommen, dass wirklich alle Fragen beantwortet werden. Weitere Gespräche sollten problemlos möglich sein. Die Operation sollte anhand von Bildern, Schemata und Ergebnissen erklärt und jeder Schritt begründet werden. Vergleichendes Bildmaterial unterstreicht die Erfahrung des Operateurs. Holen Sie nach dem ersten Beratungsgespräch zumindest eine zweite, am besten sogar eine dritte Meinung ein, und vergleichen Sie die Qualität der Beratungsgespräche. Die dabei entstehenden Zusatzkosten sind zweifellos gut investiert. Bei unverhältnismäßig niedrigen OP-Kosten ist Vorsicht geboten. Ihr Arzt sollte für Sie nach der Operation 24 Stunden lang erreichbar sein. Natürlich sollte auch die „Chemie" stimmen, aber dies ist leider kein Qualitätskriterium. Vertrauen Sie lieber auf Fakten.

Heutzutage hilft das Internet vielen Ratsuchenden, ihren Arzt zu finden. Es gibt zahlreiche Foren, in welchen operierte PatientInnen offen über ihre Erfahrungen berichten. Man bekommt recht schnell ein Gefühl für authentische und gefakte Postings (leider beschäftigen manche Ärzte bezahlte Meldungsschreiber).

### Inserate, Flyer, redaktionelle Beiträge … Was ist davon zu halten?

Ärzte leben von ihrem Ruf. Reputation kann aber auch beeinflusst werden, unter anderem durch die Medien. In Österreich war Werbung für Ärzte bis vor einigen Jahren verboten. Vor allem die Veröffentlichung von Vorher-Nachher-Fotos wurde von der Standesführung als marktschreierisch angesehen und war daher strikt untersagt.

Seit dem Beitritt Österreichs zur EU dürfen Ärzte werben und auch Vorher-Nachher-Fotos veröffentlichen, sofern sie nicht marktschreierisch verwendet werden. Inserate sind nach Presserecht klar gekennzeichnet, und der Leser sollte Einschaltungen als legitimes Mittel verstehen, in unserer Gesellschaft auf sich aufmerksam zu machen. Wichtig zu wissen ist in diesem Zusammenhang, dass die Medien nicht verpflichtet sind, den Inhalt der Inserate zu überprüfen. Wenn also ein Arzt in einer Zeitung ein Inserat in der Rubrik „Schönheitschirurgie" schaltet, sagt das nichts über sein Fach aus. Das gilt insbesondere für die zahlreichen „Beauty Guides", in welchen „die besten Ärzte" jedes Faches in bezahlten Kurzberichten vorgestellt werden. Ich habe mit diversen Herausgebern wiederholt ergebnislose Gespräche geführt, weil in der Rubrik „ästhetische Chirurgie" sowohl fachfremde Kollegen als auch praktische Ärzte inserieren konnten, ohne dass deren eigentliches Fachgebiet vermerkt worden wäre. Der Leser sollte sich daher immer nach der fachlichen Qualifikation des Chirurgen seiner Wahl erkundigen!

Darüber hinaus gibt es sogenannte „redaktionelle Beiträge". Ein Arzt, der (kostenintensiv) inseriert, erhält als Bonus oft die Gelegenheit, einen redaktionell gehaltenen Artikel zu platzieren. Es erscheint ein Bericht, der kein journalistisch recherchierter Artikel ist und der den Leser eigentlich ein wenig täuscht, weil er den Deckmantel journalistischer Recherche umgehängt hat. Zwei Merkmale kennzeichnen solche „redaktionellen" Beiträge: wenn über einen bestimmten Arzt immer wieder in derselben Zeitung (Zeitschrift) berichtet wird und wenn ausschließlich dieser Arzt im Artikel Erwähnung findet. Bei korrekt recherchierten Artikeln werden zumeist zwei oder mehrere Protagonisten zitiert.

Nur die seriöse Medienberichterstattung sollte ernst genommen werden!

> **OPERATIONEN IM AUSLAND**
>
> Sparwillige sollten sich vor einer Operation im Ausland unbedingt nachstehende Fragen stellen:
>
> - Wie kann die fachliche Qualifikation des Arztes überprüft werden?
> - Weist das Spital ein adäquates Komplikationsmanagement auf?
> - Wie steht es um die Erreichbarkeit des Operateurs nach dem Eingriff?
> - Was passiert, wenn zu Hause Fieber, starke Schmerzen oder Nachblutungen auftreten?
> - Wo und durch wen erfolgt die Nachbehandlung?
> - Wer haftet für ein unbefriedigendes Operationsergebnis?
> - Wer trägt die Kosten für etwaige Korrekturen?

Mit dem EU-Beitritt der Nachbarländer hat sich das Preisgefälle mittlerweile verringert, und der Medizintourismus hat abgenommen. Ich empfehle jedem Menschen, eine Operation dort durchzuführen, wo er zu Hause ist, auch wenn es teurer ist.

# INTERVIEW

**Prof. Turkof, wie lange sind Sie schon Plastischer Chirurg?**
Das Fach habe ich seit 15 Jahren, und medizinisch tätig bin ich seit 1982, das sind jetzt 26 Jahre, also doch schon eine ganze Weile.

**Was war Ihre Motivation Plastischer Chirurg zu werden?**
Generell muss man das sehr wollen, weil es sich um ein Fach handelt, das man sehr schwer bekommen kann. Für mich gab es zwei Ansätze: Ich wollte immer schon mit meinen Händen arbeiten und hatte das Gefühl, dass ich über das notwendige Geschick verfüge. Ich war auch sehr froh, nicht um das Leben meiner Patienten kämpfen zu müssen, das unterscheidet meinen Beruf grundlegend von Internisten oder Onkologen.

**Daraus schließe ich, dass Ihnen Ihr Beruf nach wie vor Spaß macht?**
Besonders, und eigentlich jedes Jahr mehr. Das Schöne an dem Job ist, dass man jedes Jahr besser wird und das Tragische, dass man dann, wenn man am allerbesten ist, abtreten muss, weil einfach das Altwerden nicht mehr mitspielt.

**Wie finde ich den besten Arzt, nach welchen Kriterien kann ich gehen?**
Wichtig ist, dass man einen Operateur findet, von dem man annehmen kann, dass er den Eingriff sicher nicht zum ersten Mal macht, den Eingriff nicht als Routine abspult und der genau überlegt, was er tut, wann er es tut, wie er es tut.

Man muss Ihnen Bilder zeigen von Operationen, damit Sie auch ein Gefühl dafür bekommen, wie jemand operiert, man muss jeden Operationsschritt erklären und begründen. Es ist wichtig, dass Ihnen der Arzt nicht das Gefühl vermittelt, dass Sie die Operation sofort machen sollen, sondern Ihnen die nötige Zeit gibt. Die Chemie sollte stimmen.

Wichtig ist auch das Service in unserem Bereich, ein Arzt sollte für Sie nach der Operation immer erreichbar sein, damit Sie sich, wenn Sie ein Problem haben, sofort an ihn wenden können.

Ich nehme für mich in Anspruch, für meine Patienten nach der Operation 24h am Handy erreichbar zu sein.

**Wie kann ich sichergehen, dass der Arzt kein Pfuscher ist, man wird ja doch mit einigen Horrorgeschichten konfrontiert?**
Es gibt leider keine Garantie, weil auch der Beste einmal Pech haben kann. Es gibt aber gewisse Sicherheitskriterien: Der Arzt sollte in der Stadt sein, wo Sie leben, das spricht einmal gegen den Operationstourismus im Ausland, wobei das nicht heißt, dass ausländische Kollegen schlecht operieren. Es hat aber klare Nachteile – wenn etwas passiert, müssen Sie wieder zurückfahren, wer übernimmt die Haftung, wie schaut die Rechtsfrage aus etc.

Weiters soll in einem Krankenhaus operiert werden, wo ein perfekter OP und ein perfektes Komplikationsmanagement gewährleistet sind. Die meisten Kollegen, die sich in der Ästhetischen Chirurgie etabliert haben und einen guten Namen haben, scheinen in den einschlägigen Internetforen schon auf. Da kann man sich ganz gut schon auf das Internet verlassen.

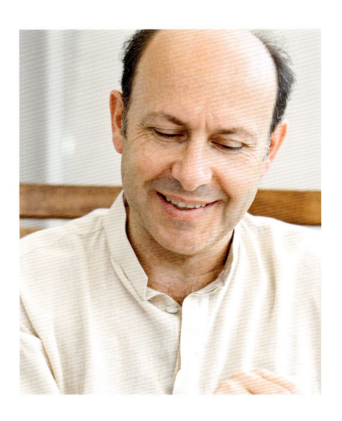

*Ab welcher Altersgruppe und bis in welches Alter kann operiert werden?*

Grundsätzlich kann in jedem Alter operiert werden. Selbst in jungen Jahren (20 Jahre) können aufgrund ungünstiger genetischer Anlagen bereits Hängebrüste bestehen. Junge Patientinnen müssen jedoch darüber aufgeklärt werden, dass die Narbenbildung oft nicht optimal ist und eine spätere Schwangerschaft das Operationsergebnis verschlechtern kann.

*Gibt es medizinische Gründe für die Operation?*

Eigentlich nicht. Die Bruststraffung ist ein rein ästhetischer Eingriff.

*Übernimmt die Krankenkasse die Kosten für die Operation?*

Nur ganz selten, z.B. nach massiver Gewichtsabnahme kann es sein, dass der Eingriff vom Chefarzt bewilligt wird.

*Wo verlaufen die Narben?*

Da gibt es viele Möglichkeiten. Die am häufigsten eingesetzten Techniken hinterlassen eine T-förmige Narbe. Es gibt aber auch narbensparende Techniken, wo die Narben entweder nur seitlich oder mittig verlaufen. Allerdings können narbensparende Methoden nicht immer eingesetzt werden, entscheidend ist die Größe der Brust vor der OP und wie stark sie hängt. Je mehr gemacht werden muss, umso eher muss eine Technik mit der T-förmigen Narbe eingesetzt werden.

*In den Medien wird im Zusammenhang mit Bruststraffungen immer wieder von einem „inneren BH" gesprochen, was ist damit gemeint?*

Die Techniken der Bruststraffung haben sich gemeinsam mit den Techniken der Brustverkleinerung ständig weiterentwickelt. Zu den jüngsten Fortschritten gehört die Bildung eines „inneren BH", der im Fachjargon „Dermissuspension" genannt wird. Ein Teil des bei der Bruststraffung anfallenden Hautüberschusses wird dazu verwendet, die Brust in sich selbst aufzuhängen, sodass sie wie mit einem BH gestützt wird. Man erreicht damit eine schönere Narbenbildung und bessere Langzeitergebnisse. Ich setze die Dermissuspension regelhaft ein.

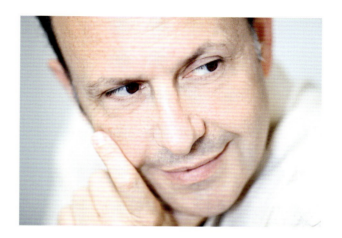

*Kann sich die Sensibilität der Brust oder der Brustwarzen nach einer Bruststraffung verändern?*

Nein, ganz ganz selten. Die Nerven, die die Brustwarze sensibel versorgen, verlaufen entlang der 2.–5. Rippe und strahlen von unten in die Brust ein. Bei einer Bruststraffung wird ja kein Gewebe entfernt und damit kann eine Verletzung der Nerven fast immer vermieden werden. Nur wenn eine Technik eingesetzt wird, bei der das Brustgewebe vom Brustmuskel abpräpariert wird, kann es zu Nervenverletzungen kommen. Der Sensibilitätsverlust kann zeitlich beschränkt oder von Dauer sein.

*Kann man nach einer Bruststraffung stillen?*

Ja, wie eben erwähnt, wird bei der Bruststraffung das Brustgewebe nicht verletzt, und die Stillfähigkeit bleibt daher auch erhalten.

*Kann man bei einer Bruststraffung auch gleichzeitig eine Brustvergrößerung durchführen?*

Natürlich, Bruststraffungen werden sehr häufig mit Augmentationen kombiniert. U.U. ist das sogar für den Narbenverlauf vorteilhaft, weil dann weniger Haut entfernt werden muss und eher eine narbensparende Technik eingesetzt werden kann.

*Wird eine gleichzeitige Vergrößerung auch mit Silikon-Implantaten gemacht?*

Ja, man kann aber auch Eigenfett zur Brustvergrößerung verwenden.

### Was ist besser geeignet, Eigenfett oder Implantate?

Grundsätzlich ist eine Vergrößerung mit körpereigenem Gewebe immer Fremdmaterial vorzuziehen, es geht hier aber um die Machbarkeit. Wenn nicht genug Fett vorhanden ist, bzw. wenn eine Vergrößerung in mehreren Etappen für die Patientin nicht in Frage kommt, wird man Silikon-Implantate einsetzen. Eine Vergrößerung mit Implantaten ist technisch einfach und sicher.

### Kann es bei einer Augmentationsmastopexie mit Implantaten wie bei der Brustvergrößerung zu einer Kapselfibrose kommen?

Ja, die Wahrscheinlichkeit ist aber deutlich geringer. Im Idealfall bildet sich um das Implantat herum eine Bindegewebshülle, die reaktionslos, weich und zart bleibt und nicht tastbar ist. Bei der Fibrose wird diese Kapsel dick und hart, mitunter kann auch das Implantat verformt werden. Der Hauptgrund für eine Kapselfibrose ist das Trauma der Dehnung – bei den alleinigen Vergrößerungen ist die Dehnung des vorhandenen Brustgewebes und der Haut viel größer, weil ja kein Hautüberschuss besteht. Nachdem bei der Augmentationsmastopexie ein Hautüberschuss besteht, ist ausreichend Platz für das Implantat vorhanden.

### Müssen Implantate nach Jahren gewechselt werden?

Nein, Implantate müssen nicht gewechselt werden. Moderne Implantate, die seit 1996 am Markt sind, haben kein Ablaufdatum. Die Herstellerfirmen der Implantate gewährleisten sogar eine lebenslange Garantie.

### Können Brustimplantate eine Krebsvorsorgeuntersuchung behindern?

Das ist eine ganz wichtige Frage. Man muss keine Angst haben, dass ein Brustimplantat die Krebsvorsorge beeinträchtigt. In der MR-Tomografie, wie auch im Röntgen kann man mit Implantaten Brustkrebs durchaus genauso gut erkennen wie ohne.

### Kann sich durch Silikonimplantate das Krebsrisiko erhöhen?

Nein. Es ist auch schon lange wissenschaftlich bewiesen und auspubliziert, dass das Krebsrisiko mit einer Brustvergrößerung nicht ansteigt. Silikon verursacht keinen Krebs!

### Können Implantate vom Körper abgestoßen werden?

Nein, es gibt keine Allergien oder Immunreaktionen gegen Silikon. Das Einzige, was passieren kann, ist die vorhin erwähnte Kapselfibrose, die u. U. eine Revisionsoperation notwendig macht. Bei Straffungsoperationen mit gleichzeitiger Vergrößerung tritt sie allerdings deutlich seltener auf als bei alleinigen Brustvergrößerungen.

### Sie haben eingangs auch die Eigenfetttransplantation erwähnt – stellt Eigenfett eine ernstzunehmende Alternative zu Implantaten dar?

Ja, allerdings mit Einschränkungen. Limitierend ist das Ausmaß des zur Verfügung stehenden Fetts, wie viel vergrößert werden soll und die Kooperationsbereitschaft der Patientin.

### Wo liegen die Grenzen der Eigenfetttransplantation?

Derzeit liegt die Obergrenze der Brustvergrößerung mit Eigenfett bei etwa 150–250 ml / Brust. Das setzt aber auch voraus, dass zwischen 500–1.000 ml reines Fett entnommen werden können, eine Menge, die nicht bei jeder Frau zur Verfügung steht.

### Es stimmt also nicht, dass transplantiertes Fett wieder abgebaut wird?

Ja und nein. Die Einheilrate variiert zw. 30 und 80 %, was einmal eingeheilt ist, wird aber nicht mehr abgebaut.

### D.h., es sind mehrere Etappen notwendig?

Ja, zumeist sind zwei bis drei, manchmal vier Sitzungen notwendig. Bei einer Brustvergrößerung mit Eigenfett ist der Aufwand einfach größer und die Kooperation der Patientin mehr gefragt. Falls es aufgrund unterschiedlicher Einheilraten zu Asymmetrien kommt, können sie mit einer weiteren Transplantation korrigiert werden.

### Mit wie vielen Etappen muss man durchschnittlich rechnen?

Erfahrungsgemäß mit zwei bis vier Etappen. Der Vorteil liegt aber wie gesagt darin, dass nach Abschluss der Behandlung ein dauerhaftes und vollkommen natürliches Ergebnis vorliegt.

### Wie läuft eine Eigenfetttransplantation ab?

Zunächst wird unter sterilen Bedingungen mit einer dünnen Kanüle, die besonders kleine Öffnungen aufweist, Fett von einer beliebigen Stelle des Körpers entnommen. Anschließend werden die Fettzellen in die gewünschte Körperregion eingebracht. Die Stammzellen des Fettgewebes setzen einen Gefäßwachstumsfaktor frei, der zum Einsprossen von kleinsten Blutgefäßen (Kapillaren) führt, und nach etwa 21 Tagen ist der Einheilungsprozess abgeschlossen. Derjenige Anteil der Fettzellen, der nicht rechtzeitig Anschluss an das Gefäßnetz gefunden hat, wird vom Körper abgebaut. Nach etwa zwei Monaten ist das Ergebnis zu beurteilen, und man kann überlegen, eine ergänzende Behandlung durchzuführen oder nicht.

### Welche Risiken oder Komplikationen können bei einer Eigenfetttransplantation auftreten?

Bei korrekter Durchführung ist das Verfahren nahezu risikolos, sehr selten kann es zu Infektionen oder Gefäßverletzungen kommen. Extrem selten wurden auch kleinste, regionale Fettembolien beschrieben. Komplikationen betreffen im Grunde nur das Ergebnis, wenn nicht genug Fett einheilt, wenn zu viel Fett eingebracht wurde oder wenn die Eingabe unregelmäßig erfolgte. Fast immer kann ein unbefriedigendes Ergebnis korrigiert werden – ist zu viel Fett vorhanden, wird es entfernt, ist zu wenig vorhanden, wird nochmals Fett transplantiert.

### Wofür kann eine Eigenfetttransplantation noch eingesetzt werden?

In der rekonstruktiven Chirurgie wird Eigenfett u. a. bei der Korrektur von Gewebedefekten, bei Brustkorrekturen nach Brustkrebs, bei der Behandlung von Verbrennungsnarben oder strahlungsgeschädigten Hautarealen eingesetzt. In der Ästhetischen Chirurgie vorwiegend zur Verjüngung des Gesichts sowie zur Korrektur misslungener Fettabsaugungen, zur Behebung von operationsbedingten Asymmetrien, zur Aufpolsterung der äußeren Schamlippen oder zur Penisverdickung. Grundsätzlich kann Eigenfett überall eingebracht werden, wo es notwendig oder wünschenswert erscheint.

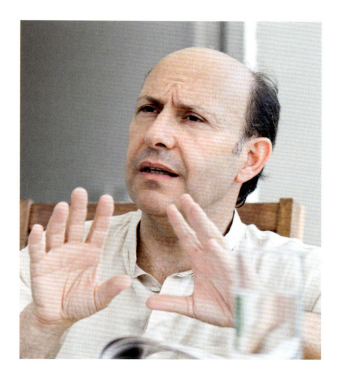

### Was muss ich generell vor einer Bruststraffung mit/ohne gleichzeitiger Vergrößerung beachten?

Die Patientin muss gesund sein. Vor der OP werden die Blutwerte erhoben, das Herz-Kreislaufsystem untersucht, der Internist oder Allgemeinmediziner prüft die Operationstauglichkeit. Wenn die Patientin über 30 Jahre alt ist, wird auch ein Lungenröntgen gemacht. Vor einer Bruststraffung mit/ohne gleichzeitiger Vergrößerung sollte auch eine Mammografie durchgeführt werden.

### Findet eine Bruststraffung mit/ohne gleichzeitiger Vergrößerung immer in Vollnarkose statt?

Es handelt sich um einen Eingriff, der grundsätzlich in Vollnarkose und in einem ISO-zertifizierten Operationssaal eines Krankenhauses durchgeführt werden soll.

### Wie lange dauert die OP?

Eine Bruststraffung dauert je nach Ausmaß des Hautüberschusses zwischen 1 und 2½ Stunden. Eine Augmentationsmastopexie dauert ca. 30 bis 60 Minuten länger.

*Wie lange muss man im Krankenhaus bleiben?*
Die Patientin verlässt das Spital in der Regel ein bis zwei Tage nach dem Eingriff.

*Hat man nach der Operation Schmerzen und wenn, wie lange?*
Bei der Bruststraffung mit/ohne gleichzeitiger Vergrößerung hat man kaum Schmerzen, falls schon, werden für einige Tage schmerzstillende Medikamente verabreicht.

*Wie sieht die Nachbehandlung aus, wie oft muss man zur Kontrolle kommen?*
Am 6. Tag nach der Operation wird der Verband gegen einen straff sitzenden Stütz-BH ausgewechselt, den man für vier Wochen Tag und Nacht tragen sollte, am 10. Tag nach der Operation werden die Nähte entfernt. Anschließend kommen meine Patientinnen nach zwei Wochen, nach vier Wochen, nach zwei, nach sechs und nach zwölf Monaten zu mir. Danach freue ich mich über jeden glücklichen Besuch, weil grundsätzlich eine jährliche Kontrolle nicht schadet, aber wirklich notwendig ist sie eigentlich nicht.

*Was muss man nach der OP beachten?*
Unmittelbar nach der OP ist körperliche Schonung angesagt, von extremen Temperaturschwankungen ist abzuraten. Für vier Wochen ist es wichtig, dass man keine hüpfenden Sportarten ausübt, damit die Wundheilung nicht gefährdet wird. Nach vier Wochen kann man wieder jede Sportart betreiben, es sollte jedoch ein Sport-BH getragen werden. Vor direkter Sonnenbestrahlung der Narben (auch Solarium) ist während der ersten sechs Monate abzuraten, weil es dadurch zu einer bräunlichen Verfärbung der Narben kommen kann.

*Was kann alles schiefgehen?*
Die häufigste Komplikation sind Hämatome, die operativ entleert werden müssen. Selten können auch Wundheilungsstörungen und Hautnekrosen auftreten. Ergebnisbezogene Komplikationen betreffen in erster Linie Asymmetrien, die aber jederzeit korrigiert werden können.

*Kann sich eine Schwangerschaft negativ auf das Ergebnis auswirken?*
Natürlich. Bei der Schwangerschaft schwillt die Brust stark an, die Haut dehnt sich, und nach dem Abstillen sieht die Brust zumeist nicht mehr so aus wie vorher. Auch geringe Gewichtsschwankungen (3–4 kg) können die Größe der Brust und damit das Ergebnis einer Bruststraffung mit/ohne gleichzeitiger Vergrößerung deutlich beeinflussen. Eine Operation sollte daher erst bei einem haltbaren Wohlfühlgewicht und idealerweise nach Abschluss der Familienplanung durchgeführt werden.

*Kann eine Bruststraffungsoperation mit/ohne gleichzeitiger Vergrößerung die Krebsvorsorgeuntersuchung behindern?*
Nein. Es können nach Bruststraffungen mit gleichzeitiger Vergrößerung mit Eigenfett zwar Verkalkungen entstehen, sie sind röntgenologisch jedoch leicht vom sog. „Mikrokalk" zu unterscheiden. Mikrokalk ist ein typisches Zeichen für Brustkrebs. Auch Implantate behindern die Mammografie nicht.

*Die Kosten wollte ich auch noch ansprechen, was kostet denn eine Bruststraffung mit/ohne gleichzeitiger Vergrößerung im Schnitt?*
Je nach Spital und Aufenthaltsdauer müssen Sie in Österreich für eine Bruststraffung ohne gleichzeitiger Vergrößerung mit € 4.500 – € 6.000 rechnen. Wird gleichzeitig vergrößert, kommen in etwa € 1.500 – € 3.000 dazu.

# I EINLEITUNG

EINIGE ASPEKTE ZUM THEMA BRUSTSTRAFFUNG

# I Einleitung

Die Straffung der weiblichen Brust ist ein rein ästhetischer Eingriff, der in den letzten 25 Jahren immer häufiger durchgeführt wird.

Die weibliche Brust ist stark erotisch besetzt, es darf keinesfalls unterschätzt werden, wie wichtig eine natürlich und schön geformte Brust für das weibliche Selbstbewusstsein ist. Ein Hängebusen kann erhebliche Auswirkungen auf Psyche und Wohlbefinden haben.

Bis zu Beginn des 20. Jahrhunderts erfolgten lediglich Brustverkleinerungen. Erst 1897 fand die erste Bruststraffung statt, als Alfred Pousson eine Brustverkleinerung mit gleichzeitiger Straffung durchführte.

Die Ursachen für eine hängende (ptotische) Brust sind nicht sehr vielfältig: Am häufigsten tritt eine Größenveränderung und Erschlaffung des weiblichen Brustgewebes nach Schwangerschaften und Stillzeiten ein. Auch Gewichtsreduktionen ziehen das Brustgewebe in Mitleidenschaft und führen zu einer Ptose, die sich darüber hinaus auch in einer unschönen Brustform (ungleiche Volumenverteilung) äußern kann. Ein weiterer Faktor, der einen erheblichen Einfluss auf die Form und Straffheit der Brust hat, ist der ganz natürliche Alterungsprozess von Haut und Gewebe. Im Alter nimmt die Elastizität der Haut und der Bindegewebesepten ab, wodurch die Brust schwerkraftbedingt absinkt. Nach dem Wechsel nimmt die Östrogenproduktion und damit auch das Volumen des Brustgewebes deutlich ab. Schließlich sind noch ungünstige genetische Anlagen zu erwähnen, die bereits in jungen Jahren zu einer verstärkten Erschlaffung des Brustgewebes führen können. Die operative Straffung der Brust ist ein rein ästhetischer Eingriff, der im Gegensatz zur Brustverkleinerung in Österreich von den Sozialversicherungsträgern nur in seltenen Ausnahmefällen bezahlt wird. Dazu gehören starke Gewichtsreduktionen, die zu extremen Veränderungen der Brüste führen können.

Die moderne Bruststraffungsoperation ist technisch gesehen fast ident mit der modernen Brustverkleinerungsoperation, mit dem einzigen Unterschied, dass kein Brustgewebe entfernt wird. Wie bei der Brustverkleinerung gibt es daher sehr viele verschiedene Methoden die Brust zu straffen, die Straffungsoperationen unterscheiden sich voneinander in erster Linie durch ihre Schnittführung.

Mit einer Bruststraffung (Mastopexie) können folgende ästhetische Ziele erreicht werden: Anheben der Brust, Neupositionierung der Brust, Neuformung der Brust, Anheben der abgesunkenen Brustwarzen sowie Straffung von Haut und Gewebe.

Bruststraffungen werden häufig mit Brustvergrößerungen kombiniert. In diesem Fall spricht man von einer „Augmentationsmastopexie". Sie kann in Betracht gezogen werden, wenn neben dem Absinken der Brust auch ein Volumenverlust stattgefunden hat. Ziel der Korrekturoperation ist dann das Wiederherstellen der ursprünglichen Größe (oder auch mehr), wenn es gewünscht wird und chirurgisch möglich ist.

Grundsätzlich sollte eine Bruststraffung erst dann erwogen werden, wenn die Patientin mit ihrem Gewicht zufrieden ist und es auch halten kann, weil bereits geringe Gewichtsschwankungen (3–4 kg) das Ergebnis deutlich beeinflussen können. Daher wäre es auch ratsam, die Operation nach abgeschlossener Familienplanung durchzuführen. Erfolgt eine Bruststraffung in jungen Jahren, muss der Plastische Chirurg bei der Aufklärung festhalten, dass nach einer oder mehreren Schwangerschaften eine neuerliche Straffungsoperation wahrscheinlich notwendig sein wird.

*Eine Bruststraffung kann mit einer gleichzeitigen Brustvergrößerung mit Implantaten oder Eigenfett kombiniert werden, in diesem Fall spricht man von einer „Augmentationsmastopexie".*

*Bei einer Bruststraffung kann die Stillfähigkeit regelhaft und die Sensibilität der Brustwarzen nahezu immer erhalten werden.*

*Bereits geringe Gewichtsschwankungen (3–4 kg) können das Ergebnis einer Bruststraffung deutlich beeinflussen, daher sollte eine Bruststraffung erst bei einem haltbaren Wohlfühlgewicht und idealerweise nach Abschluss der Familienplanung durchgeführt werden.*

# II GESCHICHTLICHE ENTWICKLUNG

EINIGE CHIRURGISCHE ASPEKTE

## II Geschichtliche Entwicklung der Bruststraffung

In der Geschichte der Brustchirurgie spielte die Bruststraffung erst relativ spät und anfangs nur eine untergeordnete Rolle. Alfred Pousson [1853–unbekannt] war 1897 der Erste, der bei einer jungen Frau, deren Brüste bis zu den Oberschenkeln hingen, neben einer Volumenverkleinerung auch eine Bruststraffung durchführte. Sein Eingriff erfolgte aber 51 Jahre nach der ersten modernen Brustverkleinerung von Johann Friedrich Dieffenbach [1792–1847], der in seiner posthum veröffentlichten Arbeit (1848) auf die Wichtigkeit eines normalen Aussehens der Brust bei Brustoperationen hinwies und den Erhalt der Brustwarze und des Warzenhofs forderte.

Trotz Poussons Veröffentlichung folgte aber noch keine parallele Entwicklung von Brustverkleinerung und Bruststraffung, erst 70 Jahre später (1966) begann man, Schnittführung und Konzepte der Verkleinerungsmethoden systematisch auch bei Straffungen einzusetzen.

Die 1897 von Pousson eingesetzte Methode war technisch einfach und effektiv: Er entfernte überschüssige Haut, indem er oberhalb der Brustwarze ein schiffchenförmiges Hautareal exzidierte und von diesem Zugang das Brustgewebe vom Brustmuskel abpräparierte, um es nach oben zu verlagern und am Brustmuskel zu fixieren. Wenig später (1898) folgte F. Verchère, der bei einer Opernsängerin das Dekolleté narbenfrei beließ, indem er den Hautschnitt in die Achselregion verlagerte.

**ERSTE DOKUMENTIERTE BRUSTSTRAFFUNG**

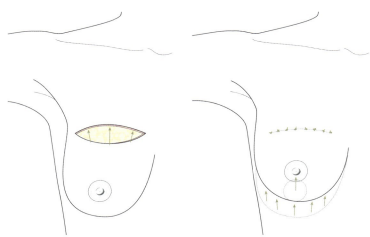

Alfred Pousson führte 1897 die erste Bruststraffung gemeinsam mit einer Verkleinerung durch. Er entfernte ein schiffchenförmiges Hautareal oberhalb des Warzenhofs, präparierte von diesem Zugang aus die Brust vom Brustmuskel ab, um sie dann mit festen Nähten in einer höhergelegenen Position wieder am Brustmuskel zu fixieren.

## ZWEITE DOKUMENTIERTE BRUSTSTRAFFUNG

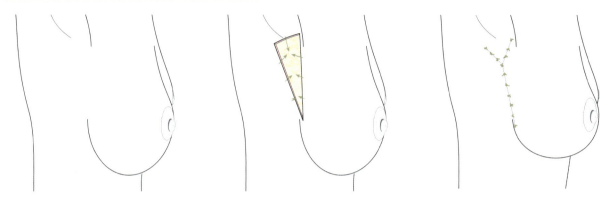

Verchère führte 1898 die zweite Bruststraffung ohne gleichzeitige Verkleinerung durch. Sein Hautschnitt erfolgte in der Achselregion, um das Dekolleté narbenfrei zu belassen.

Der Deutsche J. Dehner imitierte 1908 Pousson mit dem kleinen Unterschied, dass er die Brust nicht an den Brustmuskel, sondern an die darunter liegende 3. Rippe nähte. 1910 wählte C. Girard einen neuen Zugang und präparierte, ausgehend von der Unterbrustfalte, die Brust vom Brustmuskel ab, um sie dann an der 2. Rippe zu fixieren. Der Deutsche T. Göbell operierte ähnlich, setzte die Verankerungsnaht aber nicht direkt in das Brustgewebe, sondern verwendete Faszienstreifen (Muskelhülle), die er an der 3. Rippe befestigte.

Den nächsten Meilenstein in der Geschichte der Bruststraffung setzte der Deutsche Lotsch. Er publizierte 1923 erstmals eine Schnittführung mit vertikaler Narbe unter dem Warzenhof und entfernte rund um ihn Haut. Dadurch konnten Brustwarze und Warzenhof nach oben versetzt werden. Seine Methode ermöglichte auch eine Neuformung der Brust. In zahlreichen danach publizierten Techniken wurden viele Details seiner Methode übernommen.

## ERSTE DOKUMENTIERTE BRUSTSTRAFFUNG MIT ZUGANG ÜBER DIE UNTERBRUSTFALTE

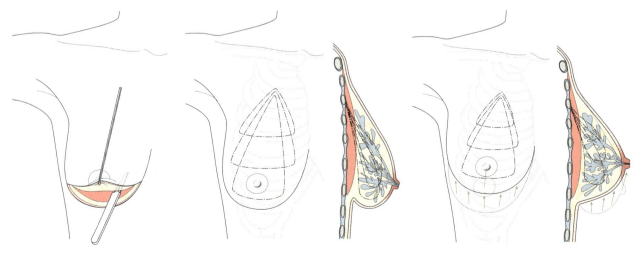

Girard wählte als Erster den Zugang über die Unterbrustfalte, präparierte das gesamte Brustgewebe vom Brustmuskel ab und befestigte die Brust weiter oben. Die Verankerungsnähte fixierte er an der 2. Rippe.

## EINFACHE BRUSTSTRAFFUNG VON SUZANNE NOËL

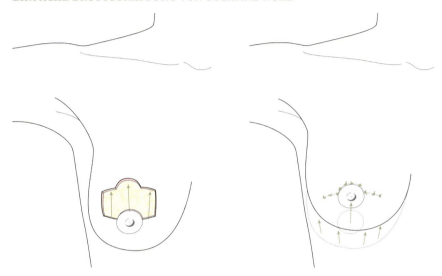

Bei dieser einfachen Methode der Bruststraffung wird oberhalb des Warzenhofes ein rechteckiges Hautareal entfernt.

1924 veröffentlichte Louis Dartigues einige Arbeiten über die ästhetische Brustchirurgie und beschrieb vier Grade der Ptose. 1927 publizierte der Pionier der Nasen- und Ohrkorrektur Jacques Joseph eine etwas komplizierte Methode mit seitlich verlagerter, Z-förmiger Narbe.

Auch die berühmt gewordene französische Chirurgin Suzanne Noël [1878–1954] veröffentlichte eine Methode zur Bruststraffung, bei der ein rechteckiges Hautareal oberhalb des Warzenhofs entfernt wird und die Brust mäßig gestrafft werden konnte.

Es folgten fast 40 Jahre ohne nennenswerte Fortschritte, bis 1966 die Kanadierin Paule Régnault erstmals eine Bruststraffung mit gleichzeitiger Vergrößerung mit Implantaten beschrieb. Brustvergrößerungen mit Implantaten waren damals gerade vier Jahre alt. Régnault führte 1976 auch eine neue Skalierung der Ptose in drei Grade ein und beschrieb den Begriff der „Pseudoptose". Die Pseudoptose liegt dann vor, wenn der Warzenhof noch auf Höhe der Unterbrustfalte liegt, mehr als die Hälfte des Brustgewebes jedoch unterhalb der Submammärfalte zu liegen kommt.

1968 bemerkte Kahn, dass sich die 1960 von Jan Olof Strömbeck eingeführte und berühmt gewordene Brustverkleinerungstechnik auch sehr gut für die Straffung einsetzen lässt. Von nun an entwickelten sich Brustverkleinerung und Bruststraffung parallel weiter.

EINTEILUNG DER MAMMAPTOSE IN DREI GRADE                                          PSEUDOPTOSE

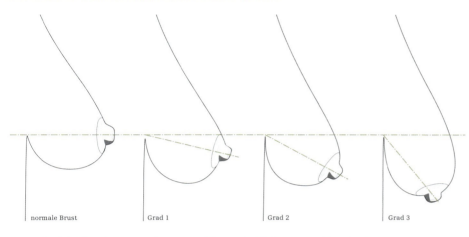
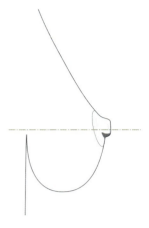

Régnault teilte 1976 die Mammaptose in drei Grade ein. Bei Grad 1 der Ptose liegt die Brustwarze unterhalb der Submammärfalte, der Warzenhof noch nicht. Bei Grad 2 der Ptose liegt der gesamte Warzenhof unterhalb der Submammärfalte. Bei Grad 3 der Ptose bildet der Warzenhof den Unterrand der Brust.

Bei der Pseudoptose liegt der Warzenhof auf Höhe der Submammärfalte, während mehr als die Hälfte des Brustgewebes unterhalb der Submammärfalte zu liegen kommt.

Den nächsten großen Fortschritt stellte die Einführung der Dermissuspension dar. Hinderer setzte 1976 bei der Bruststraffung erstmals Dermisstreifen ein, um das neuerliche Absinken der operierten Brust zu verhindern (verzögern). Er war der Initiator des Konzeptes zur Bildung eines „inneren BH" mit körpereigener Dermis, ein wichtiger Meilenstein zur Verbesserung der Langzeitergebnisse und fixer Bestandteil meines eigenen Konzeptes der Brustchirurgie. Diese ergänzende Maßnahme erfuhr zahlreiche weitere Variationen, die man unter dem Begriff „Dermissuspension" zusammenfasste.

Neben der Verwendung der körpereigenen Dermis begann man zuletzt auch Fremdmaterialien einzusetzen, um die gestraffte Brust in ihrer Position zu halten. Es handelt sich dabei einerseits um veränderte Schweinedermis, die keine Abstoßungsreaktion im menschlichen Körper hervorruft, sowie andererseits um Kunststoffnetze, ähnlich den Produkten, die zur Korrektur von Leistenbrüchen und Bauchwandhernien eingesetzt werden.

Zusammenfassend ist festzustellen, dass die moderne Brustchirurgie mit den etwa zehn zur Verfügung stehenden Techniken zur Bruststraffung mit Einsatz einer Dermissuspension genügend Möglichkeiten anbietet, um ausgezeichnete Ergebnisse nach Mastopexie-Operationen zu gewährleisten, ohne auf teure und fragwürdige Fremdmaterialien zurückgreifen zu müssen.

### ZUSAMMENFASSUNG

Die moderne Brustchirurgie bietet mit den etwa zehn zur Verfügung stehenden Techniken zur Bruststraffung mit Einsatz einer Dermissuspension genügend Möglichkeiten, um ausgezeichnete Ergebnisse nach Mastopexie-Operationen zu gewährleisten, ohne auf teure und fragwürdige Fremdmaterialien zurückgreifen zu müssen.

# III MEDIZINISCHE GRUNDLAGEN

WELCHE FAKTOREN SPIELEN BEI DER OPERATION EINE ROLLE?

# III Medizinische Grundlagen

Die moderne Bruststraffungsoperation gehört zu den anspruchvollsten Eingriffen der Ästhetischen Chirurgie. Es bedarf großen Geschickes und ebenso großer Erfahrung, um eine stark hängende Brust so zu formen, dass sie schön aussieht, harmonisch zum Körper passt sowie runde, gleich große und an der richtigen Stelle liegende Warzenhöfe aufweist. Während bei der Brustverkleinerung das räumliche Vorstellungsvermögen des Plastischen Chirurgen besonders gefragt ist, geht es bei der Bruststraffung eher um die Notwendigkeit, das vorhandene Brustgewebe optimal zu formen.

Es gibt eine große Anzahl von Operationsmethoden, die sich vorrangig in folgenden Teilaspekten voneinander unterscheiden:

1. Verlauf des Hautschnitts
2. Mobilisierung des verbleibenden Gewebes (wird die verbleibende Brust vom Brustmuskel abgehoben und ihre Position verändert oder nicht)
3. Bildung eines inneren BHs (Dermissuspension)

## 1. ANATOMIE UND PHYSIOLOGIE DER WEIBLICHEN BRUST

Die weibliche Brust (lat. Mamma) zählt zu den sekundären Geschlechtsmerkmalen der Frau, liegt auf dem großen Brustmuskel und erstreckt sich von der 2. bis zur 7. Rippe. Die Größe und Form der weiblichen Brüste hängen einerseits von genetischen Faktoren und andererseits vom Anteil des Fett- und Bindegewebes ab. Hormonelle Schwankungen während des Menstruationszyklus, medikamentöse Beeinflussung des Hormonspiegels und nicht zuletzt Gewichtsschwankungen beeinflussen ebenfalls die Größe der Brust.

## ANATOMIE DER BRUST

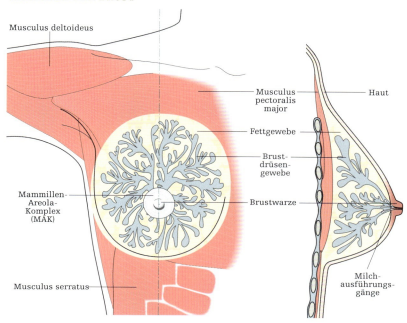

Anatomische Darstellung der Brust. Sie liegt dem großen Brustmuskel auf und besteht im Wesentlichen aus Brustdrüsengewebe, Fettgewebe und Haut. Das Brustdrüsengewebe produziert nach der Geburt eines Kindes Muttermilch, die durch die Milchausführungsgänge zur Brustwarze gelangt.

Die Brust besteht aus Haut, Fett- und Bindegewebe sowie der Brustdrüse (Glandula mammaria). In der Mitte der Brust befindet sich der Mammillen-Areola-Komplex, der sich aus dem Warzenhof und der Brustwarze zusammensetzt und im Fachjargon kurz „MAK" genannt wird. Beides ist dunkler pigmentiert, damit das Neugeborene die Nahrungsquelle sofort identifizieren kann. Das Brustdrüsengewebe nennt man „Mammaparenchym", es produziert im Rahmen der Schwangerschaft Muttermilch. Die Brust wird durch ein sehr engmaschiges Gefäßnetz mit Blut versorgt. Für die Sensibilität der Brust und des Warzenhofes sorgen aufsteigende Nerven, die ihren Ursprung von den Zwischenrippenräumen der 2.–5. Rippe nehmen und zunächst am äußeren Rand (laterale Perforatoren) und danach weiter am inneren Rand der Brust (mediale Perforatoren) in die Brustdrüse aufsteigen. Zusätzlich gibt es noch absteigende Nervenäste aus dem Halsnervengeflecht (Plexus cervicalis), die aus der Halsregion kommend nach unten absteigen und von oben in die Brust einstrahlen.

## BLUTVERSORGUNG DER BRUST

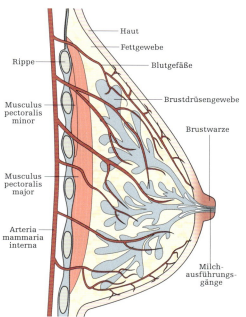

Darstellung der Blutversorgung der Brust im Längsschnitt.

## BLUTVERSORGUNG DER BRUST

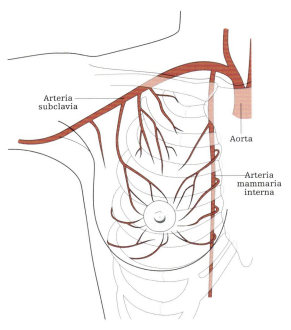

Darstellung der Brust und ihrer Blutversorgung. Sie wird von einem starken, großkalibrigen und gut verzweigten Netz an Gefäßen gewährleistet. Von der Hauptschlagader (Aorta) zieht ein wichtiges Stammgefäß zum Arm (Arteria subclavia) und eines zum Brustbein (Arteria mammaria interna), die beide Äste in die Brust abgeben.

## SENSIBLE NERVENVERSORGUNG DER BRUST

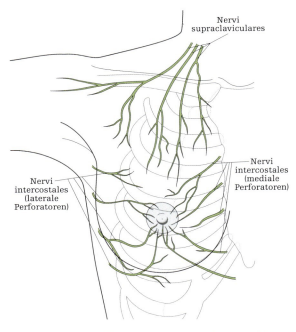

Darstellung der sensiblen Nervenversorgung der Brust. Sie erfolgt einerseits durch absteigende Nervenäste von der Halsregion (Nervi supraclaviculares) und durch aufsteigende Äste der Zwischenrippennerven (Nervi intercostales), die sich ihrerseits in seitliche Äste (laterale Perforatoren) und innere Äste (mediale Perforatoren) aufteilen.

## BLUTVERSORGUNG DER BRUST

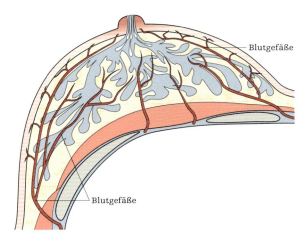

Darstellung der Blutversorgung der Brust im Querschnitt.

## SENSIBLE NERVENVERSORGUNG DER BRUST

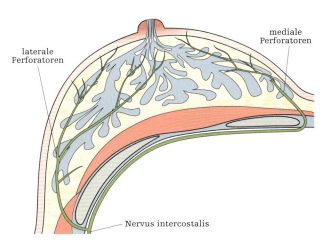

Darstellung der sensiblen Nervenversorgung der Brust im Querschnitt. Die Illustration zeigt den Verlauf eines Zwischenrippennervs (Nervus intercostalis) und seine beiden aufsteigenden Äste, die in das Brustgewebe einstrahlen.

## DIE VIER QUADRANTEN DER BRUST

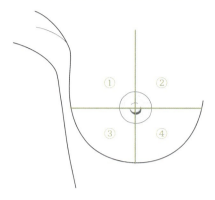

Definitionsgemäß wird die Brust in vier Quadranten unterteilt: dem oberen äußeren Quadranten (1), dem oberen inneren Quadranten (2), dem unteren äußeren Quadranten (3) und dem unteren inneren Quadranten (4).

Aus praktischen Gründen hat man die Brust in vier Abschnitte – „Quadranten" – unterteilt: einen oberen äußeren und einen oberen inneren Quadranten sowie einen unteren äußeren und einen unteren inneren Quadranten.

Neben der biologischen Funktion des Stillens hat die weibliche Brust auch eine starke erotische Bedeutung. Die meisten weiblichen Säugetiere haben im Verhältnis zu ihren männlichen Artgenossen wesentlich weniger ausgeprägte Brüste als Frauen.

Aus praktischen Gründen hat man die Brust in vier Abschnitte – „Quadranten" – unterteilt. Man spricht also von vier Quadranten:

- oberer äußerer Quadrant (1)
- oberer innerer Quadrant (2)
- unterer äußerer Quadrant (3)
- unterer innerer Quadrant (4)

Die Funktion des Brustdrüsengewebes (Mammaparenchym), also die Milchproduktion, unterliegt einer hormonellen Steuerung. Im Rahmen der Schwangerschaft wird vermehrt Östrogen produziert, unter diesem Einfluss wächst das Brustdrüsengewebe. Nach der Geburt des Kindes wird von der Hirnanhangsdrüse (Hypophyse) das Hormon Prolactin ausgeschüttet, wodurch die Milchproduktion gewährleistet wird. Durch einen Regelkreis bewirkt der Saugreiz an der Brustwarze, dass vermehrt Prolactin in der Hypophyse gebildet wird (neurohumoraler Regelkreis). Auf diese Weise kann die Milchproduktion gewissermaßen beliebig lang aufrechterhalten werden (Amme).

Neben der biologischen Funktion des Stillens hat die weibliche Brust bekanntlich auch eine starke erotische Bedeutung. Da die meisten weiblichen Säugetiere im Verhältnis zu ihren männlichen Artgenossen wesentlich weniger ausgeprägte Brüste haben als Frauen, wird angenommen, dass die weibliche Brust eine große Anziehungskraft auf potenzielle Partner ausüben soll (und das offenbar auch tut).

Neben der Bedeutung für Männer ist die Brust auch für Frauen erotisch besetzt. Sie gehört zu den wichtigsten erogenen Zonen der Frau. Bei sexueller Erregung richten sich die Brustwarzen auf, und der Warzenhof zieht sich zusammen. Eine erigierte Brustwarze kann wie Penis und Klitoris intensive Emotionen hervorrufen. So ist bei manchen Frauen allein durch die Stimulierung der Brustwarzen ein Orgasmus möglich. Allerdings gibt es auch Frauen, die auf Berührung von Natur aus eher unsensibel reagieren.

## 2. VERLAUF DES HAUTSCHNITTS

Die hier abgebildeten Illustrationen zeigen die wichtigsten Variationen der möglichen Hautschnitte und die damit verbundenen Narbenverläufe. Die Reihenfolge wurde bewusst so gewählt, dass von narbensparenden Techniken zu Techniken mit längeren Narbenverläufen übergegangen wird.
Je weniger gestrafft werden muss bzw. je kürzer die Hebestrecke des MAK ist, umso eher kann eine narbensparende Technik eingesetzt werden. Wenn besonders viel Hautüberschuss vorliegt und die Hebestrecke des MAK eher lang ist, muss fast immer eine Technik mit T-förmigem Hautschnitt gewählt werden.

### NARBENVERLAUF NACH HINDERER / BENELLI

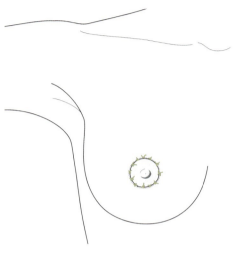

Der kreisrunde auf den Warzenhof beschränkte Narbenverlauf ist von allen Hautschnitten der kürzeste und unauffälligste. Die Narbe ist bei guter Abheilung fast unsichtbar. Methoden mit diesem Hautschnitt können nur dann gewählt werden, wenn die notwendigen Hebestrecken von Brustwarze/Warzenhof (MAK) gering sind (< 5 cm).

### KURZER VERTIKALER NARBENVERLAUF NACH LASSUS / LEJOUR

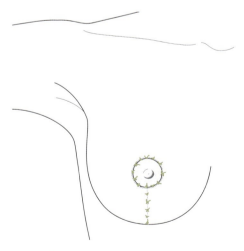

Der vertikale Narbenverlauf (kurz) resultiert aus einer modernen Technik. Die Narbe verläuft rund um den Warzenhof und senkrecht nach unten bis zur Unterbrustfalte. Diese Methode eignet sich, wenn die notwendigen Hebestrecken von Brustwarze/Warzenhof (MAK) nicht allzu lang sind (5–8 cm).

## L-FÖRMIGER NARBENVERLAUF NACH MEYER / MARTINONI

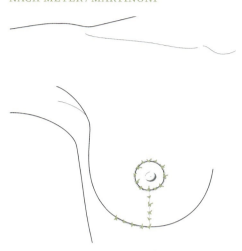

Der L-förmige Narbenverlauf nach Meyer/Martinoni ist verhältnismäßig narbensparend. Die Narbe verläuft rund um den Warzenhof, danach senkrecht nach unten sowie auf Höhe der Unterbrustfalte rechtwinkelig nach außen. Das Tragen tiefer Ausschnitte ist möglich, weil keine Hautschnitte im Bereich des Dekolletés gesetzt werden. Diese Methode eignet sich sehr gut für Bruststraffungen mit mittellangen Hebestrecken von Brustwarze/Warzenhof (MAK) (< 10 cm).

## B-FÖRMIGER NARBENVERLAUF NACH RÉGNAULT

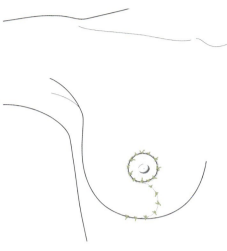

Der B-förmige Narbenverlauf nach Régnault ist verhältnismäßig narbensparend. Die Narbe verläuft rund um den Warzenhof (oberer B-Bauch) und danach bogenförmig Richtung Mitte (unterer B-Bauch), um dann in der Unterbrustfalte im seitlichen Brustbereich zu enden. Das Tragen tiefer Ausschnitte ist möglich, weil keine Hautschnitte im Bereich des Dekolletés gesetzt werden. Diese Methode eignet sich sehr gut für Bruststraffungen mit mittellangen Hebestrecken von Brustwarze/Warzenhof (MAK) (< 10 cm).

## T-FÖRMIGER NARBENVERLAUF NACH LEXER

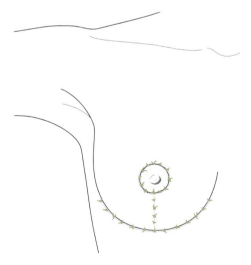

Der T-förmige Narbenverlauf nach Lexer wird weltweit sicher am häufigsten eingesetzt. Er erlaubt maximale Hebestrecken von Brustwarze/Warzenhof (MAK), und es kann nahezu beliebig viel Hautüberschuss entfernt werden. Diese Schnittführung ermöglicht auch die beste Formbarkeit der Brust. Sie wird daher vor allem bei sehr stark hängenden Brüsten eingesetzt, bzw. auch dann, wenn die Formbarkeit der Brust eher schwierig erscheint. Der fast bis zur Körpermitte reichende Narbenverlauf verhindert allerdings das Tragen eines tiefen Dekolletés.

### ZUSAMMENFASSUNG

Die angeführten Hautschnitte stellen nur eine kleine Übersicht der möglichen Schnittführungen dar. Sie können darüber hinaus auch variiert zum Einsatz kommen. Letztlich muss der erfahrene Plastische Chirurg überlegen, welche Art der Schnittführung für die Patientin am besten geeignet ist. Prinzipiell erlaubt eine Technik mit kurzer Narbe weniger Formung der Brust als eine Technik mit längerer Narbe. Eine ästhetisch ansprechende Brustform ist für ein zufriedenstellendes Ergebnis jedoch wesentlich.

> Im medizinischen Fachjargon werden Brustwarze und Warzenhof unter „MAK" (Mammillen-Areola-Komplex) zusammengefasst.

### 3. BLUTVERSORGUNG DES MAMMILLEN-AREOLA-KOMPLEXES (MAK)

Soll im Rahmen einer Operation ein Gewebeteil versetzt werden, muss seine Blutversorgung in der Empfängerregion gesichert sein. Entweder bleibt die Blutversorgung von der Spenderregion bestehen (die dann mitverlagert werden muss), oder der Gewebeteil wird in der Empfängerregion neu mit Blut versorgt. Bei der Bruststraffung wird der MAK fast immer nach oben versetzt, und seine Blutversorgung erfolgt immer durch die mitverlagerte Spenderregion. Der MAK verbleibt also am Brustgewebe und wird von ihm und der umgebenden Haut mit Blut versorgt. Diese Art der Blutversorgung nennt man im medizinischen Fachjargon „gestielte Blutversorgung", weil das Blut durch das angrenzende Gewebe in den MAK gelangt und das Gewebe als Gefäßstiel fungiert.

Wie bereits erwähnt, wird bei der Bruststraffung außer Haut kein Gewebe entfernt. Daher ist die Durchblutung des MAK, im Gegensatz zur Brustverkleinerung, bei nahezu jeder Technik in ausreichendem Maße gewährleistet, weshalb im Bezug auf den Erhalt des MAK die Mastopexie kaum eine Gefahr darstellt.

### 4. MOBILISIERUNG DES VERBLEIBENDEN GEWEBES

Bei der Wahl der Technik ist es wichtig einzuschätzen, ob die verbleibende Brust in ihrer Position belassen werden soll oder nicht. Je nachdem auf welcher Höhe die Brust liegt, kann neben einer Straffung der Brust auch eine Veränderung ihrer Lage gewünscht sein. Als ästhetische Richtlinie gilt: Die Brustwarzen sollten nach der Korrektur in etwa auf halber Höhe des Oberarms liegen. Steht bspw. zu befürchten, dass die Brüste auch nach der Operation zu tief liegen, sollte eine Technik gewählt werden, mit welcher die Unterbrustfalte (Submammärfalte) etwas nach oben versetzt werden kann. Das setzt voraus, dass das gesamte Brustgewebe vom Brustmuskel gelöst wird und am Ende der Straffung in einer neuen, ästhetisch ansprechenden Position am Brustmuskel angenäht wird. Durch das vollständige Abheben der verbleibenden Brust vom Brustmuskel ist jedoch die Wahrscheinlichkeit größer, dass die aufsteigenden Nerven bei diesem Manöver verletzt werden. Der Operateur muss daher im Aufklärungsgespräch feststellen, ob dieser Aspekt für die Patientin wichtig ist.

### 5. BILDUNG EINES INNEREN BHS (DERMISSUSPENSION)

Ziel einer gelungenen Bruststraffungsoperation muss es sein, das Operationsergebnis möglichst lange zu erhalten. Selbst bei guten genetischen Bindegewebeeigenschaften und bei Ausbleiben von Gewichtsschwankungen wird die Schwerkraft mit der Zeit ein Absinken der operierten Brust bewirken. Dies trifft insbesondere bei einer gleichzeitig durchgeführten Brustvergrößerung (Augmentationsmastopexie) zu. Man kann also davon ausgehen, dass die Brust in der Regel nach mehreren Jahren deutlich absinkt. Neben der Schwerkraft ist auch der Elastizitätsverlust von Haut und Bindegewebe ein wichtiger Faktor.

Die Plastischen ChirurgInnen zerbrechen sich schon lange den Kopf darüber, wie man das Gewicht der Brust „innen" abfangen kann, um die Dehnung der Haut herabzusetzen und das Ausmaß des Absinkens zu reduzieren. Hinderer war wahrscheinlich der Erste, der im Jahr 1969 eine Technik publizierte, bei welcher das operierte Brustgewebe am Brustmuskel aufgehängt wurde – er bildete gewissermaßen einen inneren BH. Mittlerweile gibt es etwa zehn publizierte Arbeiten, in denen die Bildung eines inneren BHs beschrieben wird. Dieser BH wird regelhaft aus Dermis (Lederhaut) gebildet, daher spricht man im Fachjargon auch von „Dermissuspension". Technisch gesehen ist die Bildung der Dermissuspension einfach: Ein Teil der überschüssigen Haut wird nicht verworfen, sondern lediglich deepithelialisiert, man „schält" also mit dem Skalpell die oberste Hautschicht (Epidermis) von der darunterliegenden Dermis (Lederhaut) einfach ab. Die Lederhaut ist eine sehr stabile Struktur und mit dem darunterliegenden Brustgewebe fest verwachsen. Näht man den unteren Rand der Lederhaut an den Brustmuskel, wird die Brust innen aufgehängt.

> Mit der Bildung einer Dermissuspension wird das Brustgewebe innen aufgehängt, man spricht von einem „inneren BH". Damit wird das Absinken der Brust verzögert, und die Haut wird weniger gedehnt.

Die meisten ErfinderInnen dieser Techniken haben eine altbewährte Technik, die ursprünglich ohne Dermissuspension durchgeführt wird, modifiziert und durch die Dermissuspension ergänzt. Auch eine von mir eingesetzte Methode stellt eine Ergänzung der bekannten B-Technik von Régnault dar.

Der Einsatz der Dermissuspension zählt zu den jüngsten Fortschritten im Rahmen der Ästhetischen Brustchirurgie. Allein zwischen 1999 und 2005 wurden sechs neue Publikationen zu diesem Thema veröffentlicht.

## 6. SENSIBILITÄT DES MAMMILLEN-AREOLA-KOMPLEXES (MAK)

Die Sensibilität (Erregbarkeit) des MAK und insbesondere der Brustwarzen ist für die meisten Frauen von großer Bedeutung. Allerdings gibt es auch Frauen, die auf Berührung eher unsensibel reagieren. Im Gegensatz zur Brustverkleinerung sollte bei den meisten Techniken der Bruststraffung die Sensibilität des MAK höchstens temporär beeinträchtigt sein und nach einiger Zeit vollständig wiederkehren. Wenn jedoch eine Neupositionierung der Brust notwendig ist, muss das Gewebe vom Brustmuskel abgehoben werden, und es kann zu Sensibilitätseinschränkungen des MAK kommen. Im Allgemeinen sprossen sensible Nerven aus der Umgebung des MAK ein, und die Sensibilität kehrt nach 2–24 Monaten teilweise oder auch vollständig wieder zurück.

Bei Durchführung einer Augmentationsmastopexie mit Implantaten besteht eine ähnliche Situation wie bei der Neupositionierung der Brust: Das Brustgewebe muss vom darunterliegenden Brustmuskel abpräpariert werden, um ausreichend Platz für die Implantate zu schaffen.

## 7. STILLFÄHIGKEIT

Für die meisten Frauen mit nicht abgeschlossener Familienplanung ist der Erhalt der Stillfähigkeit wichtig. Da bei der Bruststraffung im Gegensatz zur Brustverkleinerung kein Brustgewebe verletzt wird, bleibt die Stillfähigkeit regelhaft erhalten.

## 8. DAUERHAFTIGKEIT DES OPERATIONSERGEBNISSES

Anders als bei einer Nasenkorrektur oder der Korrektur abstehender Ohren, wo sich das erzielte Operationsergebnis kaum verändert, sind der Dauerhaftigkeit einer Bruststraffung bedauerlicherweise Grenzen gesetzt. Vor allem die Einwirkung der Schwerkraft führt dazu, dass die Brust nach mehreren Jahren wieder absinkt. Wie rasch dies geschieht, hängt vorrangig von der Größe der Brust ab und ob gleichzeitig eine Brustvergrößerung (Augmentationsmastopexie) durchgeführt wurde. Ein Cup C wird schneller absinken als ein Cup B. Weiters spielen die individuellen Gewebeeigenschaften und das Alter eine große Rolle – wie gut ist die Hautelastizität, wie

> Schwangerschaften und Gewichtsschwankungen können das Ergebnis einer Bruststraffung negativ beeinflussen.

sieht das Verhältnis zwischen Brustgewebe und Fett aus? Diese Faktoren können leider nur bedingt beeinflusst werden, allerdings kann das Setzen eines inneren BHs (Dermissuspension) das Ausmaß des Absinkens durchaus abfedern.

Es versteht sich von selbst, dass Schwangerschaften das Operationsergebnis gefährden. Durch die Größenzunahme dehnt sich die Haut, und die Brust sinkt nach der Schwangerschaft und Stillzeit zumeist etwas ab.

Ebenso können bereits geringe Gewichtsschwankungen (3–4 kg) die Größe der Brust und damit das Ergebnis einer Bruststraffung deutlich beeinflussen.

### 9. NARBENVERLAUF (KLEIDUNG)

Die Wahl des Hautschnitts will gut überlegt sein. Der Verlauf und die Länge der Narbe müssen mit der Patientin genau besprochen werden. Natürlich wünscht die Mehrzahl der Patientinnen möglichst kurze Narben. Insbesondere das Dekolleté sollte narbenfrei bleiben, um auch weiterhin das Tragen von Kleidern und Oberteilen mit tiefem Ausschnitt zu ermöglichen. In Abhängigkeit der anatomischen Voraussetzungen der Brust können narbensparende Techniken leider nicht immer eingesetzt werden, insbesondere dann, wenn ein großer Hautüberschuss besteht und die Hebestrecke des MAK eher lang ist.

### 10. NARBENQUALITÄT

> Durch Bildung eines inneren BHs (Dermissuspension) kann die Hautspannung zum Teil herabgesetzt werden, eine Maßnahme, die sich günstig auf die Narbenqualität auswirkt.

Abgesehen vom Narbenverlauf ist klarerweise auch die Qualität der Narbe für die Patientin von Bedeutung. Im Idealfall heilt die Narbe zart, schmal und strichförmig ab. Unschöne Heilungsverläufe stellen verbreiterte (dehiszente) und überschießende (hypertrophe) Narben dar. Selten kann es auch zu Narbenkeloiden kommen. Dehiszente Narben entstehen aufgrund der Spannung beim Wundverschluss und durch das Eigengewicht der Brust, das die Narben ebenfalls auseinanderweichen lässt. Durch Bildung eines inneren BHs (Dermissuspension) kann die Hautspannung zum Teil herabgesetzt werden, eine Maßnahme, die sich günstig auf die Narbenqualität auswirkt. Dehiszente Narben können ohne größeren Aufwand nach einem Jahr in Lokalanästhesie korrigiert werden.

Hypertrophe Narben und Narbenkeloide entstehen durch eine individuelle genetische Prädisposition und können mit konservativen Maßnahmen (Silikonpflaster, Narbensalben etc.) behandelt werden. In besonders hartnäckigen Fällen können Narbenkeloide operiert und die Wundränder anschließend bestrahlt werden. Junge Patientinnen neigen eher zu hypertrophen Narben als ältere Patientinnen.

# IV AUGMENTATIONSMASTOPEXIE

---

BRUSTSTRAFFUNG MIT GLEICHZEITIGER BRUSTVERGRÖSSERUNG

# IV Augmentationsmastopexie

Das Erscheinungsbild der Brust kann neben dem Absinken auch durch einen Volumenverlust beeinträchtigt werden. Häufig nimmt die Größe der Brust nach dem Abstillen und natürlich immer nach einer Gewichtsreduktion ab. Wünscht die Patientin neben der Straffung auch das Wiedererlangen der ursprünglichen Größe, muss eine gleichzeitige Brustvergrößerung in Erwägung gezogen werden.

*Eine Bruststraffung kann mit einer gleichzeitigen Brustvergrößerung kombiniert werden, in diesem Fall spricht man von einer „Augmentationsmastopexie". Augmentationsmastopexien können mit Silikon-Implantaten oder mit Eigenfett durchgeführt werden.*

Derzeit werden Brustvergrößerungen überwiegend mit silikongelgefüllten Implantaten durchgeführt. Silikongelgefüllte Implantate sind zum aktuellen Zeitpunkt „State of the Art". Eine weitere Möglichkeit zur gleichzeitigen Brustvergrößerung oder zur Größenangleichung stellt die Eigenfetttransplantation dar.

Nachstehend daher die wichtigsten Informationen zum Thema Silikon & Eigenfetttransplantation.

### 1. SILIKON UND BRUSTKREBS, SILIKON UND KÖRPERVERTRÄGLICHKEIT

In den 1990er Jahren wurden, ausgehend von einem gigantischen Schadenersatzprozess in den USA, silikongelgefüllte Brustimplantate in den Medien stark unter Beschuss genommen. Die US-amerikanische Gesundheitsbehörde (Food and Drug Administration – FDA) beschloss 1992 ein freiwilliges Moratorium mit der Begründung, die letzten Verdachtsmomente bei Silikon-Brustimplantaten in Bezug auf Krebs, Bindegewebs- und Autoimmunerkrankungen seien nicht ordnungsgemäß ausgeräumt; die Hersteller stimmten zu. Nur zwei Monate später zogen sich drei der wichtigsten Silikonhersteller aus dem Geschäft zurück.

Was geriet da ins Rollen? Für gewisse Interessengruppen wurde dieser Vorfall zu einer echten Goldgrube. Amerikanische Rechtsanwälte nutzten die Gunst der Stunde, bildeten Interessengemeinschaften, die ihrerseits per Zeitungsanzeigen brustimplantierte Klägerinnen suchten.

Aussagen amerikanischer Plastischer Chirurgen zufolge wurden diese zum Teil erst dann über den Klagegrund informiert, nachdem sie sich auf ein Inserat hin meldeten. Der Prozess endete mit einem Vergleich in der Höhe von 425 Milliarden US-Dollar, aber nicht, weil die Schädlichkeit von Silikon nachgewiesen werden konnte, sondern weil die Herstellergruppe von Silikon-Brustimplantaten die enormen Prozesskosten nicht mehr tragen konnte. Eine Milliarde US-Dollar für die Anwälte, 1,2 Milliarden US-Dollar für bereits geschädigte Frauen und der Rest für brustvergrößerte Frauen, die noch erkranken würden. Anzumerken ist, dass die „geschädigten" Frauen keine Beweise dafür erbringen mussten/müssen, dass Implantate „schuld" an ihren Gebrechen sind. Die FDA entschied, dass bis auf Weiteres nur noch mit Kochsalz gefüllte Implantate verwendet werden dürfen und Silikongelprothesen für Wiederherstellungsoperationen der weiblichen Brust nach Brustkrebs und für die Durchführung klinischer Studien vorbehalten sind.

Beim 11. Weltkongress der Plastischen ChirurgenInnen im April 1995 in Yokohama wurden mehrere weltweit durchgeführte Studien vorgelegt, die die Verbindung von Brustimplantaten einerseits und Brustkrebs, Bindegewebeerkrankungen (Rheuma, Sklerodermie u. ä.) und Autoimmunität andererseits genau untersucht hatten. In keiner Studie konnten Zusammenhänge zwischen Krebs, Bindegewebe- oder Autoimmunerkrankungen und Silikon-Brustimplantaten nachgewiesen werden. Ingesamt wurden weltweit über 90.000 Frauen untersucht. Darunter befanden sich Frauen mit Silikonimplantaten, erkrankte Frauen sowie Kontrollgruppen ohne Implantate.

Im Juni 1999 gab das Institute of Medicine einen 400-seitigen Bericht heraus, an dem 13 unabhängige WissenschaftlerInnen gearbeitet hatten. Conclusio: Silikon-Implantate verursachen keine schweren Erkrankungen wie Lupus erythematodes (systemische Autoimmunerkrankung), rheumatische Arthritis o. ä. Allerdings können sie für lokale Probleme wie Fibrosen oder Narben verantwortlich sein. Vor kurzem beauftragte die FDA vier amerikanische Kliniken, Brustvergrößerungen mit Silikonimplantaten zum Zwecke experimenteller Studien nun doch durchzuführen. Auf eine Zeitungsannonce hin meldeten sich in einer dieser Kliniken innerhalb einer Woche 350.000 Frauen. Im März 1998 erteilte die FDA dem internationalen Pharmazieunternehmen Allergan die Erlaubnis zur Zulassungsstudie. Mentor erhielt sie im August 2000. Beide Firmen wurden in Amerika nach ordnungsgemäßer Überprüfung zugelassen. Bedingung der FDA: Beide Firmen verpflichteten sich, in den nächsten zehn Jahren Anwendungsbeobachtungen an 40.000 Frauen durchzuführen. Im Dezember 2006 wurden silikongefüllte Implantate für ästhetische Brustvergrößerungen in den USA wieder zugelassen. In Europa wurden Silikonimplantate nie verboten.

> **HINWEIS**
>
> Weder die Silikonhülle noch das Silikongel provozieren irgendeine Form von Krebs. Nach dem heutigen Stand der Wissenschaft gibt es daher keinen Grund, Brustvergrößerungen nicht mit silikongelgefüllten Implantaten durchzuführen.

## 2. IMPLANTATE

### Größe und Form der Implantate

In unserem Kulturkreis möchten nahezu alle Frauen, die sich für eine Bruststraffung mit gleichzeitiger Brustvergrößerung unterziehen, dass das Ergebnis möglichst natürlich aussieht. Um dies zu erreichen, muss neben großer Erfahrung und solidem operativem Können folgende Voraussetzung erfüllt sein: Das Implantat sollte allseits von einem ausreichend dicken Weichteilmantel umgeben sein, damit bei jeder Haltung des Oberkörpers bzw. von jedem Blickwinkel der Rand (Kante) des Implantats nicht erkennbar ist. Davon abgeleitet ergeben sich einerseits die maximal erzielbare Größe und die für ein natürliches Ergebnis notwendige Form der Implantate.

### Größe der Implantate

Damit das Implantat allseits von einem Weichteilmantel umgeben ist, sollten dessen Ausmaße (Quer- und Längsdurchmesser) etwa um 1 cm kleiner sein als die Ausmaße der vorhandenen Brust. Daraus ergibt sich auch:

- Je kleiner der Durchmesser der vorhandenen Brust ist, umso weniger kann sie vergrößert werden.
- An dieser Stelle gleich vorweg: Wenn die vorhandene Brust so klein ist, dass die Umhüllung eines Implantates der von der Patientin gewünschten Größe nicht oder kaum möglich ist, so muss eine Platzierung unter dem großen Brustmuskel erwogen werden, der dann anstelle der Brust die Umhüllung des Implantates übernimmt (Vor- und Nachteile dieser Positionierung siehe Kapitel „Platzierung der Implantate").

> Um bei der Augmentationsmastopexie ein natürliches Ergebnis zu erzielen, muss das Implantat allseits von einem Weichteilmantel umgeben sein, damit die Kanten nicht sichtbar sind.

Wenn die vorhandene Brust im Verhältnis zum Implantat eher groß ist (gleich groß oder größer), beeinflusst die Form des Implantates die Form der Brust nicht. Daher sind in diesen Fällen keine anatomischen Implantate notwendig.

Die Verwendung anatomischer (tropfenförmiger) Implantate ist vor allem bei sehr kleinen Brüsten angebracht, weil sie aufgrund variabler Längs- und Querdurchmesser entsprechend den individuellen anatomischen Voraussetzungen der vorhandenen Brust ausgewählt werden können.

## Form der Implantate

Seit 1994 gibt es Implantate in Tropfenform (anatomische Implantate). Ziel war es, den Implantaten eine natürliche Form zu verleihen, was bei den runden Vorgängern nicht der Fall war:

- Auch bei einer jungen, straffen Brust verläuft der obere Pol in der Seitenansicht zumeist konkav und nicht konvex, hier kommt das anatomische Implantat der natürlichen Form der Brust deutlich näher, während konventionelle, runde Implantate oft unnatürlich (prall) wirken.
- Das Implantat ist jedoch nur dann formbestimmend, wenn das Volumenverhältnis Implantat/vorhandene Brust etwa 50 % überschreitet. Oder anders ausgedrückt: Wenn die vorhandene Brust zumindest so groß ist wie das Implantat, dann beeinflusst dessen Form die Form der Brust kaum oder gar nicht. Hier kann man auch bedenkenlos runde Implantate einsetzen kann (sind technisch leichter zu handhaben).
- Anatomische Implantate gibt es bei gegebenem Volumen in verschiedener Breite, Höhe und Tiefe (Projektion). Wenn die vorhandene Brust eher breit und nicht hoch ist, sollte die Form des Implantates dem auch Rechnung tragen. Es wäre nicht schön, wenn der obere Rand des Implantates sichtbar ist. Umgekehrt sollte bei einer schmalen Brust die Implantatform ebenfalls schmal sein, sonst würde man seitlich die Konturen erkennen.
- Ein weiterer Vorteil der moderneren, anatomischen Implantate liegt in der Möglichkeit, unterschiedlich große Brüste mit Implantaten unterschiedlicher Projektion auszugleichen: Längs- und Querdurchmesser sind ident, dadurch fällt diese Korrektur (Volumensausgleich) nicht auf. Allerdings weisen modernere, runde Implantate diese Variabilität unterschiedlicher Volumina bei gegebenen Basismaßen auch schon auf.

### FORM DER IMPLANTATE

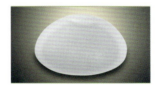
Rundes Implantat mit normaler Projektion

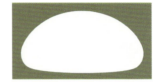
Rundes Implantat mit hoher Projektion

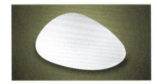
Anatomisches Implantat mit hoher vertikaler Ausdehnung

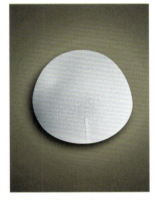
Anatomisches Implantat mit normaler vertikaler Ausdehnung

> Moderne Implantate (anatomische gleichermaßen wie runde) können durch unterschiedliche Projektion bei identen Ausmaßen unterschiedliche Volumina aufweisen. Dadurch können im Zuge einer Augmentationsmastopexie kleine und mittlere Größenunterschiede unauffällig ausgeglichen werden.

### EMPFEHLUNG

Wenn Sie eine Augmentationsmastopexie wünschen, bringen Sie beim Beratungsgespräch bitte einen BH in der von Ihnen angestrebten Körbchengröße ohne Reifen und ohne Polsterung mit, sowie einen engen, dehnbaren Rollkragenpullover. Auf diese Weise kann probiert werden, wie das angestrebte Volumen aussieht, und Sie erhalten einen realistischen Eindruck Ihrer neuen Oberweite.

HÜLLE DER IMPLANTATE

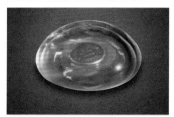

Rundes Implantat mit glatter Oberfläche und flüssigem Silikongel

> Es gibt Implantate mit glatter oder texturierter (rauer) Oberfläche. Es ist nicht eindeutig bewiesen, welche Oberfläche die geringste Kapselfibroserate aufweist. Wer „auf Nummer sicher" gehen will, verwendet Implantate mit texturierten Silikonhüllen.

**Hülle der Implantate**

Alle Implantathüllen bestehen aus Silikon. Oberflächenbeschaffenheit und Beschichtung der Implantathülle werden variabel angeboten:

Oberflächenbeschaffenheit
- glatte – seit 1963 am Markt
- texturierte (rau) – seit 1989 am Markt

Beschichtung
- Silikon – nach wie vor Standard
- Polyurethan – seit 1970 am Markt
- Titan – um 2002 kurz am Markt, derzeit wieder im Versuchsstadium

Grund für die Entwicklung verschiedener Beschichtungen ist das Auftreten der sogenannten Kapselfibrose (siehe Kapitel „Kapselbildung-Kapselfibrose"), deren Entstehungswahrscheinlichkeit mit der veränderten Beschichtung herabgesetzt werden soll. Es zeigte sich, dass bei einem gewissen Prozentsatz der operierten Patientinnen die Brüste hart bzw. sehr hart wurden und sich im Extremfall sogar ihre Form und damit auch die der darüberliegenden Brust veränderten (3–5%). In weiterer Folge traten Schmerzen auf, sodass eine Entfernung der Implantate notwendig wurde. Untersuchungen ergaben, dass die Ursache für diese Komplikation eine vom Körper gebildete Bindegewebehülle ist (genannt Kapsel), die manchmal extrem dick und hart wurde, sich zusammenzog (Kapselfibrose) und dadurch Schmerzen und Verformung verursachte.

Das Ergebnis von zahlreichen einschlägigen Studien lässt sich wie folgt zusammenfassen:
- Texturierte Implantate weisen gegenüber glatten Implantaten eine viel größere Oberfläche auf, was die Wahrscheinlichkeit zur Bildung einer Kapselfibrose deutlich reduzieren soll.
- Polyurethanbeschichtete Implantate sollen die Wahrscheinlichkeit einer Kapselfibrose noch weiter senken.

Wie so oft in der Medizin ist nicht alles eindeutig geklärt, und so gibt es hiezu außerordentlich kontroversielle Literatur. So findet man etwa dreimal so viele Publikationen, die den texturierten, mit Silikon beschichteten Implantaten ein besseres Zeugnis ausstellen als den glatten. Im Gegensatz dazu stehen zwar ebenso seriöse, aber weniger zahlreiche Studien, bei welchen kein Unterschied in der Kapselfibroserate gefunden werden konnte.

Ähnliche Unterschiede zeigen sich in der Literatur zwischen polyurethanbeschichteten Implantaten und silikonbeschichteten Implantaten, wo das Verhältnis etwa 2:1 zu Gunsten der polyurethanbeschichteten ausfällt. Es gibt allerdings keine Studie, welche Implantaten mit glatter Oberfläche eine geringere Kapselfibroserate bescheinigt als Implantaten mit texturierter Oberfläche. Wer „auf Nummer sicher" gehen will, verwendet daher Implantate mit texturierten Silikonhüllen.

Abschließend sollte noch erwähnt werden, dass im Jahr 2002 in Deutschland titanbeschichtete Implantate auf den Markt kamen. Die Herstellerfirma begründete ihren Vorstoß mit dem Argument, Titan würde seit Jahren in der Implantologie verwendet und sei der für den Körper am besten verträgliche Fremdkörper. Den wissenschaftlichen Nachweis einer geringeren Kapselfibroserate blieb die Firma jedoch schuldig, weshalb die Implantate wieder vom Markt genommen wurden und Studien zur Überprüfung der tatsächlichen Verträglichkeit begonnen wurden. Bis jetzt blieb ihre Wiedereinführung jedenfalls aus.

### Inhalt der Implantate

Die erste Alternative zum Silikongel wurde bereits 1964 mit der Produktion von kochsalzgefüllten Implantaten geschaffen, also lediglich ein Jahr nach der Einführung der ersten silikongelgefüllten Implantate. Erst viel später entflammte die Krebs-Diskussion in den USA, die zur Suche nach weiteren alternativen Füllsubstanzen führte. Aufgrund der mittlerweile geklärten Krebsdiskussion (Silikon provoziert keinen Krebs) und der Tatsache, dass keine andere Füllsubstanz in ihrer Konsistenz einer weiblichen Brust ähnlicher ist als Silikon, gibt es derzeit keinen Grund mehr, andere Füllsubstanzen zu verwenden. Es gibt bzw. gab Implantate mit folgendem Inhalt:

- **Silikongel:** gibt es in flüssiger und kohäsiver Form. Flüssiges Silikongel ist nicht formbeständig und kann ausrinnen. Kohäsives Silikongel ist formbeständig und kann auch nicht ausrinnen.
- **Kochsalz:** schwabbelt, weist ein unnatürliches Tastgefühl auf.
- **Stärkegel:** führte in über 10 % der Fälle zu massiven Volumenschwankungen, ist daher nicht mehr am Markt.
- **Sojaöl:** wurde wegen der Entstehung schädlicher Zerfallsprodukte verboten.
- **Gas:** wurde 2007 erstmals produziert, an der Markteinführung wird gearbeitet.
Vorteil: über 50 % weniger Gewicht, damit längere Formbeständigkeit (kein Absinken) der vergrößerten Brust.

### INHALT DER IMPLANTATE

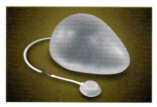 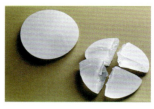

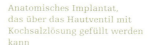

Anatomisches Implantat, das über das Hautventil mit Kochsalzlösung gefüllt werden kann

Aufgeschnittenes Implantat mit kohäsivem Gel

Derzeit gibt es silikongelgefüllte und mit Kochsalzlösung gefüllte Implantate. Silikongel gibt es in flüssiger und in kohäsiver (fester) Form.

Implantate mit Kochsalzlösung schwabbeln und fühlen sich unnatürlich an.

Silikongelgefüllte Implantate weisen die natürlichste Konsistenz auf. Es gibt keinen medizinischen Grund, Augmentationsmastopexien nicht mit silikongelgefüllten Implantaten durchzuführen.

> Moderne Implantate haben keine begrenzte Haltbarkeit. Die meisten Hersteller gewährleisten eine lebenslange Garantie.

### Haltbarkeit der Implantate
Moderne Implantate weisen keine begrenzte Haltbarkeit auf. Bei komplikationslosem Verlauf ist daher keine Obergrenze für die Verweildauer im Körper nennbar. Die allgemein kolportierte Frist von zehn Jahren maximaler Verweildauer gehört somit in den Bereich der Gerüchte.

### Wer entscheidet über die Wahl der Implantate?
Die meisten Patientinnen verfügen nicht über ausreichendes Wissen, um bei der Wahl der Implantate mitentscheiden zu können. Deshalb möchten wir an dieser Stelle aufzeigen, wie die richtige Implantatwahl getroffen werden sollte. Der Preis darf nur dann ein Kriterium sein, wenn zwischen gleichwertigen, hochqualitativen Produkten gewählt werden kann. Bei einer anspruchsvollen ästhetischen Korrektur sind Billigprodukte abzulehnen. Der Implantatqualität muss absoluter Vorrang eingeräumt werden!

**EMPFEHLUNG**

Die Implantatwahl darf nicht nach ökonomischen Überlegungen getroffen werden, die Qualität hat absoluten Vorrang! Jeder Patientin ist ein Implantatpass auszustellen.

- Grundsätzlich darf nur sterile Markenware (ISO 9000, CE-zertifiziert) verwendet werden. Implantate, deren „Sterilitätsdatum" abgelaufen sind, gehören entsorgt; werden sie dennoch (mit Einverständnis der Patientin) verwendet, dürfen sie nichts kosten (Firmen müssen Implantate ersetzen, wenn das Sterilitätsdatum abgelaufen ist).
- Je kleiner die Brust, umso wichtiger ist ein Implantat in Tropfenform (anatomische Implantate).
- Implantate mit glatter Oberfläche werden derzeit wieder verwendet.
- Mit Kochsalz gefüllte, runde Implantate mit glatter Oberfläche sind am preiswertesten und kosten zwischen € 200 und € 400/Paar. Runde, silikongelgefüllte Implantate kosten € 400 bis 900/Paar, anatomisch geformte, mit kohäsivem Silikongel gefüllte sind am teuersten und kosten zwischen € 600 und € 1.600/Paar.
- Ein weiterer Vorteil der modernen Implantate liegt in der Möglichkeit, unterschiedlich große Brüste mit Implantaten unterschiedlicher Projektion auszugleichen: Längs- und Querdurchmesser sind ident.

> Wer eine Augmentationsmastopexie mit Implantaten möchte, sollte sich keine Billigprodukte einsetzen lassen und die Auswahl der Implantate mit dem Operateur besprechen können.

### 3. ZUGANGSWEGE

Bei jeder Augmentationsmastopexie ist der Hautschnitt, der zur Straffung notwendig ist, ausreichend lang, um ein Implantat einbringen zu können. Das Implantat wird daher immer über denselben Zugang eingebracht, der für die Straffungsoperation gewählt wird. Die wichtigsten Variationen der möglichen Hautschnitte und die damit verbundenen Narbenverläufe finden Sie im Kapitel III – Medizinische Grundlagen, Unterkapitel 2. Verlauf des Hautschnitts.

## 4. PLATZIERUNG DER IMPLANTATE

Brustimplantate können
1. über
2. unter
3. halb über, halb unter dem großen Brustmuskel eingebracht (platziert) werden.

Wie bereits im Kapitel „Größe und Form der Implantate" erwähnt, wünschen sich die meisten Frauen ein möglichst natürliches Ergebnis. Neben der sorgfältig bedachten Größenauswahl ist das Erreichen dieses Ziels auch von den anatomischen Voraussetzungen der vorhandenen Brust abhängig. Eine vergrößerte Brust bleibt als solche unerkannt, wenn die Umrisse des Implantates nicht sichtbar sind. Je dicker die Schicht, die das Implantat umhüllt, umso eher wird es nicht erkannt. Wenn also die vorhandene Brust sehr klein ist, muss das Implantat mit einem zusätzlichen Weichteilmantel umhüllt werden. Daraus ergibt sich bereits wie bei der Operationsplanung vorgegangen werden soll: Bei mäßig kleinen Brüsten und moderater Vergrößerung wird das Implantat über dem Brustmuskel platziert und bei sehr kleinen Brüsten unter dem Brustmuskel. Der Muskel dient also als zusätzlicher Weichteilmantel, wenn das vorhandene Brustdrüsengewebe zur Umhüllung des Implantates nicht ausreicht.

Nachstehend Vor- und Nachteile der verschiedenen Positionierungsmöglichkeiten:

### Positionierung über dem Muskel
Die Platzierung über dem großen Brustmuskel ist die natürlichste. Hier bilden Implantat und Brust eine Einheit, das Implantat macht die Bewegungen der Brust zum Großteil mit. Die Natürlichkeit betrifft aber nicht nur das Aussehen, sondern auch die Haptik. Bei einer optimalen Einheilung, also wenn die Bindegewebehülle dünn und zart bleibt, ist das Implantat beim Betasten kaum auszumachen und bleibt mitunter vollständig unerkannt. Aus diesen Gründen ist diese Positionierung grundsätzlich anzustreben, vorausgesetzt, die notwendigen Rahmenbedingungen sind erfüllt.

> Brustimplantate können über, unter oder halb über/halb unter dem Brustmuskel platziert werden.

Die Nachteile der Positionierung über dem Muskel sind:
- Bei Auftreten einer Kapselfibrose (siehe Kapitel „Kapselbildung, Kapselfibrose – Wie entsteht sie und warum?") ist diese deutlicher erkennbar und spürbar als bei einer Positionierung unter dem Brustmuskel.
- Das Implantat kann (im Vergleich zur Platzierung unter dem Muskel) aufgrund seines Eigengewichtes eher zu einer neuerlichen Absenkung der Brust führen.
- Das Auftreten von „Rippling" (siehe Kapitel „Risiken – Komplikationen") ist bei einer Positionierung über dem Muskel häufiger.

POSITIONIERUNG DER IMPLANTATE ÜBER DEM MUSKEL

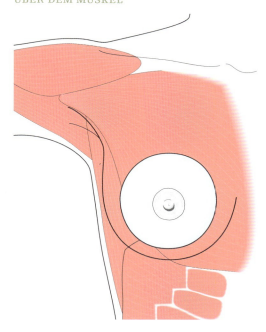

Schematische Darstellung einer Brustvergrößerung mit Platzierung der Implantate über dem großen Brustmuskel. Das Implantat liegt direkt unter dem Brustdrüsengewebe.

### Positionierung unter dem Muskel

Wie eingangs erwähnt, unterliegt die Entscheidung zur Platzierung der Implantate unter dem Muskel klaren medizinischen Richtlinien. Ist die vorhandene Brust sehr klein, kann sie das Implantat nicht ausreichend umhüllen. In diesem Fall wählt man die Positionierung unter dem Muskel, die außerdem folgende Vorteile mit sich bringt: Das Auftreten von „Rippling" (siehe Kapitel „Risiken – Komplikationen") ist sehr selten, eine Kapselfibrose ist weniger spürbar, und ein verstärktes Absinken der Brust findet nicht statt, weil der Brustmuskel die Beibehaltung der Implantatlage unterstützt. Zudem betont der Brustmuskel das Dekolleté, weil seine Schichtdicke die implantatbedingte Erhöhung um etwa 1 cm verstärkt. Dies ist bei flachen Brustkörben und tief sitzenden Brüsten ein Vorteil, bei gewölbtem Brustkorb und hoch sitzenden Brüsten allerdings nicht wünschenswert.

Die Nachteile der Positionierung unter dem Muskel sind:
- Der Eingriff ist etwas schmerzhafter als bei der Positionierung über dem Muskel.
- Das Implantat kann durch den Druck des Muskels nach oben und/oder nach außen gedrückt werden (Implantat-Verschiebung).
- Die Brust verformt sich sichtbar, wenn der Brustmuskel angespannt wird.
- Nach einigen Jahren kann es zu einer Doppelprojektion kommen, weil die vorhandene Brust absinkt und das Implantat unter dem Brustmuskel diese langsame Positionsänderung nicht mitmacht. Es kann dadurch zur Bildung von zwei Buckeln kommen, weil der obere Rand der Implantate durch den Muskel hindurch sichtbar wird und die abgeschlaffte Brust nunmehr weiter unten liegt („Double-Bubble-Kontur").
- Das Dekolleté beginnt relativ weit oben, weil über dem Implantat auch noch die Muskelschicht liegt. Deswegen muss bei dieser Positionierung fast immer ein anatomisches Implantat verwendet werden, damit kein unnatürliches (rundlich gewölbtes) Dekolleté entsteht. Oft genug kommt es zu unschönen Ergebnissen, wenn dieser Tatsache bei der Operation nicht genügend Aufmerksamkeit geschenkt wurde.

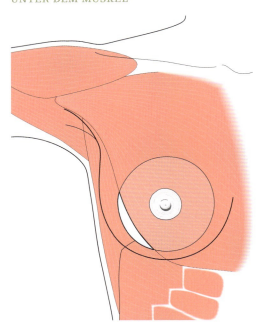

**POSITIONIERUNG DER IMPLANTATE UNTER DEM MUSKEL**

Schematische Darstellung einer Brustvergrößerung mit Platzierung des Implantates unter dem großen Brustmuskel, der es nahezu vollständig bedeckt. Das Brustdrüsengewebe liegt über dem Muskel.

**Positionierung halb über, halb unter dem Muskel**
In jüngster Zeit wird eine Methode eingesetzt, bei welcher die Implantate im oberen Bereich unter dem Muskel und im unteren Bereich über dem Muskel positioniert werden. Dabei wird der Brustmuskel auf Höhe der Brustwarze einfach eingeschnitten, und das Implantat gelangt daher erst hier unter den Muskel, während es unterhalb der Brustwarze über dem Muskel liegt. Mit dieser Technik wird versucht, die Vorteile beider Platzierungen zu kombinieren und gleichzeitig deren jeweilige Nachteile zu minimieren. Tatsächlich findet man Publikationen über diese Operationsmethode, die über kurze postoperative Heilungsphasen, Ausbleiben von Implantatverschiebungen, „Double-Bubble-Deformität" und „Rippling"-Komplikation berichten sowie über deutlich weniger bewegungsbedingte Brustverformung. Gleichzeitig seien die Vorteile des schönen Dekolletés, der guten Haptik und des geringeren Absinkens der Brust gegeben. Auch ich setze diese Methode seit einigen Jahren ein, wenn sie mir bei Einbeziehung aller Überlegungen angebracht erscheint. Der wichtigste Punkt in diesem Zusammenhang ist die Position der Brust in Relation zum Brustmuskel. Liegt die Brust eher tief, bedeckt der Brustmuskel das Implantat ohnehin nur teilweise und muss daher nicht gespaltet werden. Ich setze die Halb-Halb-Methode daher nur dann ein, wenn sich bei der Operation zeigt, dass das Implantat vom Muskel wirklich vollständig ummantelt würde.

Die Platzierung der Implantate über dem Brustmuskel ist die natürlichste, weil die Implantate die altersbedingte Lageveränderung der Brust mitmachen. Wenn zur Ummantelung des Implantates nicht genügend Brustgewebe vorhanden ist, muss das Implantat unter oder halb unter den Brustmuskel gelegt werden, der die Umhüllung des Implantates übernimmt.

POSITIONIERUNG DER IMPLANTATE HALB ÜBER / HALB UNTER DEM MUSKEL

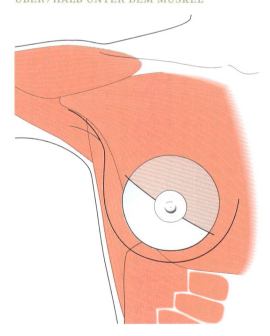

Schematische Darstellung einer Brustvergrößerung mit Platzierung der Implantate halb über/halb unter dem großen Brustmuskel. Der große Brustmuskel wird an geeigneter Stelle gespalten, der tiefer gelegene Teil kommt unter dem Implantat zu liegen, der höhere Teil bedeckt es etwa zur Hälfte.

## 5. KAPSELBILDUNG, KAPSELFIBROSE – WIE ENTSTEHT SIE UND WARUM?

Der Körper reagiert auf den Fremdkörper „Implantat" mit der Bildung einer fibrösen Kapsel (Bindegewebekapsel). Diese Kapsel ist idealerweise zart und weich und daher nicht spürbar. Bei 3–5 % aller Brustvergrößerungen kommt es zu einer verdickten und verhärteten Kapsel, der vielzitierten Kapselfibrose, die im Extremfall zu sichtbaren Verformungen, Verhärtungen und Schmerzen führen kann. Ende der 1970er Jahre wurde die Kapselfibrose erstmals in verschiedene Stadien eingeteilt. 1995 modifizierte James L. Baker jr., einer der bekanntesten US-amerikanischen Plastischen Chirurgen, diese Stadieneinteilung und publizierte die bis zum heutigen Zeitpunkt allgemein gültige Einteilung.

Nach Baker werden vier Grade der Kapselfibrose unterschieden:

Grad I — weiche Konsistenz der Brust mit natürlichem Aussehen
Grad II — leicht verhärtete Konsistenz der Brust, jedoch weiterhin natürliches Aussehen
Grad III — Verhärtung der Brust mit sichtbarer Verformung
Grad IV — Verhärtung der Brust mit begleitender Schmerzsymptomatik und massiver Verformung

Obwohl in der Publikation lediglich Grad IV als medizinisch schlechtes Ergebnis gewertet wird, korrigiere ich bei bestehendem Wunsch bereits Grad III.

Genau genommen ist die Kapselfibrose die verstärkte Form einer normalen Körperreaktion, die verschiedene Ursachen haben kann. Es gibt bekannte und weniger bekannte (erforschte) Ursachen der Kapselfibrose sowie vermeidbare bzw. unvermeidbare Auslöser.

Der emeritierte Pathologieprofessor Georg Wick aus Innsbruck befasste sich eingehend mit dieser Problematik. Er fand heraus, dass es sich bei der Kapselbildung nicht um eine Immunreaktion des Körpers auf Silikon handelt (es konnten bislang weder allergische noch Immunreaktionen auf Silikon nachgewiesen werden), sondern um eine Immunreaktion des Körpers gegen das „Hitze-Stress-Eiweiß" (engl.: heat shock protein – HSP). Dieses Protein kommt in fast allen Zellen vor und wird bei Stress ausgeschüttet. Moderater Stress entsteht durch behutsames Operieren, erhöhter Stress durch unsanftes Hantieren, Infektion, Nachblutung und zu rascher Dehnung der Haut. Gegen dieses Hitze-Stress-Eiweiß bildet der Körper Antikörper, die wiederum die Bildung der Kapsel und vor allem deren Ausbildung (Dicke) zur Folge haben. Es gilt: Je mehr Eiweiß ausgeschüttet wird, umso stärker die Kapselbildung.

Die nachstehende Übersicht soll Ihnen die wichtigsten Kenntnisse über diese häufigste Komplikation der Brustvergrößerung (seltener bei Augmentationsmastopexien) nahebringen.

---

> Bei Augmentationsmastopexien kommt es seltener zu Kapselfibrosen als bei alleinigen Brustvergrößerungen, weil ja immer ein Hautüberschuss vorliegt und daher weniger Druck auf das Implantat ausgeübt wird.

**Vermeidbare Ursachen**
1. Infektion
2. Hämatom – Nachblutung
3. Trauma
4. Implantatoberfläche

Infektion
Bei jeglichem Hantieren mit Fremdmaterial ist das Einhalten der Sterilitätskriterien oberstes Gebot, weil Fremdmaterialien, also auch Silikon, für Bakterien ein reaktionsloses Siedlungsgebiet darstellen. Deswegen führe ich Brustvergrößerungen und Augmentationsmastopexien grundsätzlich nur in einem standardisierten Operationssaal durch und niemals in einem Eingriffsraum oder einer Ordination.

Es gibt pathogene Infektionen (krankheitsauslösend, induzieren Fieber, Schwellung, Rötung und Eiterbildung) und apathogene Infektionen (nicht krankheitsauslösend, induzieren jedoch Langzeitreaktionen).

Auf eine pathogene Infektion folgt – nach ihrer Behandlung durch Antibiotika – relativ kurzfristig (Wochen bis Monate) eine verstärkte Kapselbildung, die befallene Brust fühlt sich härter und fester an als die nicht befallene.

Die apathogene Infektion bleibt zumeist unerkannt und führt oft erst nach Jahren zu Kapselfibrose bzw. Bildung einer Flüssigkeitsansammlung zwischen Implantat und Kapsel, die in der Magnetresonanz-Untersuchung als Flüssigkeitssaum imponiert. Zusammenfassend daher nochmals: Während Brustvergrößerungen und Augmentationsmastopexien ist höchste Sterilität geboten, um diese (vermeidbare) Ursache der Kapselfibrose auszuschließen!

Nachblutung – Hämatom
Wie bei jeder Operation kann es auch nach Brustvergrößerungen und Augmentationsmastopexien zu einer Nachblutung kommen. Das ausgetretene Blut sammelt sich um das Implantat und bildet das sogenannte Hämatom (Bluterguss). Während bei anderen Operationen mit der Entfernung des ausgetretenen Blutes und der Stillung der Blutungsquelle diese Komplikation beherrscht wird, kommt es bedauerlicherweise nach Hämatomen bei Brustvergrößerungen und Augmentationsmastopexien zusätzlich zur Bildung einer Kapselfibrose, wodurch, ähnlich wie bei der Infektion, die befallene Brust härter und fester wird als die nicht befallene. Bei der Brustvergrößerung sollte daher ganz besonderes Augenmerk auf akribische Blutstillung gelegt werden!

Trauma
Das Wort Trauma kommt aus dem Griechischen und bedeutet „Wunde" (Verletzung). Jede Operation stellt für den Körper per se eine Verletzung dar, und er reagiert auf die Verletzung mit der Bildung von Bindegewebe. Je größer das Trauma, umso stärker die Bindegewebebildung. Der Operateur hat es jedoch in der Hand, das Ausmaß dieser Verletzung möglichst gering zu halten. Das betrifft einerseits das Hantieren während der Operation und andererseits das Ausmaß der Hautdehnung. Daraus geht hervor, dass übermäßig rasches Operieren gepaart mit brutalem Präparieren einerseits sowie unbesonnen starke Brustvergrößerungen und Augmentationsmastopexien andererseits die Bildung von Kapselfibrosen begünstigen.

Implantatoberfläche
Der Zusammenhang zwischen der Art der Implantatoberfläche und der Bildung einer Kapselfibrose ist eines der am intensivsten beforschten Gebiete der Brustvergrößerung. Es gibt zahlreiche, teilweise exzellente Publikationen zu diesem Thema, und dennoch herrscht hier immer noch keine Klarheit. Obwohl die Mehrheit der Publikationen den texturierten Implantatoberflächen den Vorzug gegenüber den glatten gibt, kann derzeit nicht mit Sicherheit gesagt werden, welche Oberflächenart die Kapselfibrose am wenigsten hervorruft. Sicher ist lediglich, dass texturierte nicht schlechter als glatte sind. Somit ist man mit der Verwendung texturierter Implantate auf der sicheren Seite (siehe Kapitel „Hülle der Implantate").

**Unvermeidbare Ursachen**
Neben den erforschten Ursachen der Kapselfibrose bleibt die große Unbekannte die individuellen Körperreaktionen auf den Eindringling „Silikonimplantat". Operateure mit vierstelligen Operationslisten und enormer Routine berichten immer wieder über unerwartete Kapselfibrosen trotz perfekt gelaufener Operation, sorgfältig gewählter Implantate und komplikationslosem postoperativem Verlauf. Kapselfibrosen mit nicht nachweisbarer Ursache sind bedauerlicherweise die überwiegende Mehrheit. Die Betroffenen sollten daher wissen, dass in diesem Bereich noch einiges verborgen ist und der Operateur nicht immer verantwortlich gemacht werden kann.

---

Der Entstehungsmechanismus der Kapselfibrose wird seit Jahren intensiv erforscht. Neuesten Erkenntnissen zufolge handelt es sich nicht um eine Fremdkörperreaktion auf Silikon, sondern um eine Autoimmunreaktion auf das körpereigene Hitze-Stress-Eiweiß, das im Zuge der Operation in Abhängigkeit vom Ausmaß des Traumas von den Körperzellen der Umgebung ausgeschüttet wird.

---

**Kapselfibrose nach Bestrahlungstherapie**
Silikonimplantate erhöhen – mittlerweile allgemein bekannt – das Brustkrebsrisiko nicht. Wenn nun eine brustaugmentierte Frau an Brustkrebs erkrankt und im Rahmen der Therapie eine Bestrahlung notwendig ist, bewirkt diese Behandlung regelhaft eine massive Verhärtung der Bindegewebehülle, es kommt sehr oft zu einer massiven Kapselfibrose.

**Nicht-operative Korrektur einer Kapselfibrose**
Kommt es zu einer Kapselfibrose, bedeutet das nicht unbedingt, dass die Implantate entfernt werden müssen und die Patientin wieder mit der ungewünschten Oberweite leben muss. Die ersten Versuche, Kapselfibrosen zu korrigieren, beschränkten sich auf das feste Zusammendrücken der Kapsel durch den Arzt, bis ein hör- und spürbares Knacken erreicht wurde. Dabei wurde die Kapsel einfach „zerbrochen", und die Brust fühlte sich danach weicher an. Diese Maßnahme wurde mit dem Begriff „Kapselsprengung" definiert. Diese nicht-operative Methode zeigte jedoch überwiegend schlechte Erfolge und ist sehr schmerzhaft, sodass sie heutzutage nicht mehr empfohlen werden kann. In jüngster Zeit mehren sich Publikationen über erfolgreiche Behandlungen der Kapselfibrose mit Eigenfetttransplantationen.

Etwas erfolgversprechender scheinen Berichte über die Behandlung von Kapselfibrosen mit Ultraschall. Dabei wird ein 2-mHz-Ultraschall-Generator verwendet, wobei 4-16 Sitzungen beschrieben werden. Etwa 75 % der behandelten Frauen zeigten nach einem Jahr eine merkliche Verbesserung (Aufweichung) der Kapselfibrose.

## Operative Korrektur einer Kapselfibrose

Die ersten operativen Versuche bestanden in der vollständigen Entfernung der Kapsel und dem Einbringen des Implantates in ein neues, sozusagen „jungfräuliches" Wundbett. Es zeigte sich jedoch, dass die Refibroserate sehr hoch war. Wenn bei einem Menschen die Tendenz zur Kapselfibrose besteht, dann führt die Entfernung der Kapsel ja lediglich zur Wiederholung des ursprünglichen Ereignisses, und deswegen kommt es auch wieder zu einer Kapselfibrose (es sei denn, die Ursache für die Kapselfibrose war eine vermeidbare).

In weiterer Folge ging man dazu über, bei der operativen Revision die Kapsel lediglich mehrfach längs und quer zu zerschneiden. Dadurch entstehen mehrere kleine Kapselstücke, die frei beweglich sind und die Brust haptisch wieder weich erscheinen lassen. Die Erfolgsrate dieser Korrekturmethode liegt bei über 50 %.

Bei sehr harter Kapsel reicht diese Technik nicht aus, weil insbesondere bei wenig vorhandener Eigenbrust die geschaffenen kleinen Kapselstücke spürbar bleiben. Daher wird in solchen Fällen ein anderer Weg gewählt: Man entfernt das Implantat, löst die obere Schale der Kapsel vom darüber gelegenen Brustgewebe und platziert das Implantat in die nunmehr neu geschaffene Höhle. Bei diesem „Kompromiss" wird das Gewebe zwar stärker traumatisiert als beim alleinigen Zerschneiden der Kapsel, jedoch weit weniger als bei einer vollständigen Entfernung der Kapsel.

In jüngster Zeit mehren sich Publikationen über erfolgreiche Behandlungen der Kapselfibrose mit Eigenfetttransplantationen. Das Einbringen von Eigenfett ist nur wenig invasiv und birgt nahezu kein operatives Risiko.

## Vorbeugende Maßnahme zur Vermeidung einer Kapselfibrose

Es gibt einige Publikationen, in welchen eine vorbeugende Maßnahme gegen die Kapselbildung beschrieben wird. Sie besteht darin, die Brust nach Erreichen der Schmerzfreiheit während drei bis vier Monaten nach der Operation dreimal täglich senkrecht zusammenzudrücken. Dadurch wird der Durchmesser des Implantates dreimal täglich erweitert, was wiederum das Auftreten einer kontrahierenden Kapselfibrose herabsetzt. Ich empfehle meinen Patientinnen diese Maßnahme.

---

Es gibt vermeidbare und unvermeidbare Ursachen für die Entstehung einer Kapselfibrose. Zu den vermeidbaren Ursachen gehören starkes Operationstrauma, Nachblutungen und Infektionen. Die unvermeidbaren Ursachen sind individuelle Reaktionen auf das Implantat.

---

**IDEALE KAPSELBILDUNG**

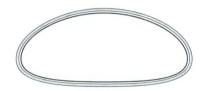

Schematische Darstellung einer dünnen und zarten Bindegewebehülle, die das Implantat locker umschließt. Es kommt zu keiner Verformung, die Bindegewebehülle ist nicht tastbar.

**KAPSELFIBROSE BAKER III / IV**

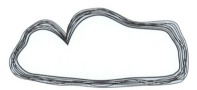

Schematische Darstellung einer schweren Kapselfibrose, die Bindegewebehülle ist stark verdickt und hart. Das Implantat ist verformt, und die Bindegewebehülle ist deutlich tastbar.

**BEISPIEL EINER KAPSELFIBROSE IM STADIUM BAKER IV**

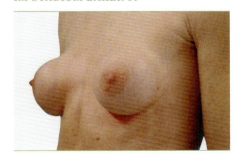

## 6. ALTERNATIVE EIGENFETT? BRUSTVERGRÖSSERUNG DURCH EIGENFETTTRANSPLANTATION

Die Brustvergrößerung mit Eigenfett war bis vor relativ kurzer Zeit umstritten. Wenn größere Mengen von Eigenfett transplantiert werden, ist die Wahrscheinlichkeit hoch, dass auch relativ große Anteile des transplantierten Fetts nicht einheilen. Abgestorbene Fettzellen werden zu Ölzysten, und es entstehen auch Verkalkungen. Eben diese Verkalkungen bildeten jahrelang das Hauptargument gegen Brustvergrößerungen mit Eigenfett, weil sie bei der Mammografie irrtümlich – wie bei manifestem Brustkrebs – für Mikrokalk gehalten werden können. Dieser Umstand kann die Brustkrebsvorsorge erschweren und birgt die Gefahr, dass Krankheitsfälle unentdeckt bleiben würden. 1987 erklärte die Amerikanische Gesellschaft für Plastische Chirurgie (ASPS) die Brustvergrößerung mit Eigenfetttransplantation für tabu. Ironischerweise wurde im selben Jahr publiziert, dass bei 50 % aller Brustverkleinerungsoperationen mammografisch ebenso Verkalkungen bemerkt wurden, die Radiologen jedoch gleichzeitig darauf bestanden, dass eine gutartige Verkalkung von einer bösartigen leicht zu unterscheiden sei. Dennoch blieb für über zehn Jahre die Brustvergrößerung mit Eigenfett in der Ästhetisch-Plastischen Chirurgie verpönt. Mehrere Versuchsreihen haben aber mittlerweile dazu geführt, dass die Argumente gegen die Brustvergrößerung mit Eigenfetttransplantation langsam abbröckelten, wobei insbesondere die Radiologen monierten, dass transplantiertes Fett sie nicht (mehr) davon abhalte, richtige Diagnosen zu stellen. Dies führte schließlich dazu, dass beim 46. Kongress der Französischen Gesellschaft für Chirurgie (Paris, 2001) sowie beim 13. Kongress der Internationalen Konföderation für Plastische, Rekonstruktive und Ästhetische Chirurgie (Sydney, 2003) das Tabu endgültig aufgehoben wurde.

*Die ästhetische Brustvergrößerung mit Eigenfett wurde 1989 für medizinisch ungeeignet erklärt und nach einigen Jahren intensiver Forschung 2003 wieder als geeignet anerkannt.*

*Eigenfett kann grundsätzlich in alle Körperregionen eingebracht werden, um eine ästhetische Formkorrektur zu erzielen. Abgesehen von Gesicht und Brust wird Eigenfett vor allem in folgende Körperregionen eingebracht: Hände, Gesäß, äußere Schamlippen und Penis.*

Es ist natürlich ideal, eine Augmentationsmastopexie durch den Transfer von körpereigenem Fett durchzuführen, weil körpereigenes Füllmaterial kostenlos ist und verständlicherweise auch keine Unverträglichkeitsreaktionen hervorrufen kann. Vor allem zur Korrektur geringer Größenunterschiede eignet sich die Eigenfetttransplantation ausgezeichnet, weil das einseitige Einbringen eines Implantates fast immer zu spürbaren haptischen Unterschieden führt, während dies beim Eigenfett nicht der Fall ist.

## EIGENFETTTRANSPLANTATION NACH SYDNEY COLEMAN

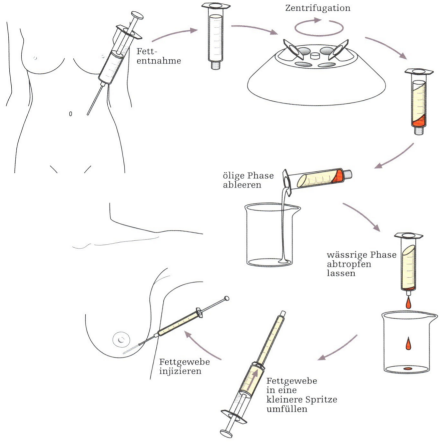

Ablauf der Eigenfetttransplantation nach Sydney Coleman.

Bei der Eigenfetttransplantation wird von einer Körperstelle Fett entnommen und in eine andere Körperstelle eingebracht. Da es sich dabei um den Transfer von biologischem, also lebendigem Gewebe handelt, muss das transferierte Gewebe im Empfängerbett Anschluss an das Gefäßnetz finden. Ohne Blutversorgung gehen die transplantierten Fettzellen zugrunde, sterben ab und werden vom Körper abgebaut. Deshalb soll das Fett dünn und mehrschichtig eingebracht werden, damit möglichst alle Schichten von gut durchblutetem Gewebe umgeben sind, von wo aus Gefäße in die Fettzellen einsprossen können. Wenn man körpereigenes Gewebe auf diese Art transplantiert, werden im Empfängerbett sofort Angiosome aktiviert (kleinste Gefäßknospen), und innerhalb von 12–24 Stunden sprossen Kapillaren (feinste Blutgefäße) aus, die Anschluss an das transplantierte Gewebe finden und dieses mit Blut versorgen.

Aus dem Geschilderten geht hervor, dass dieser Prozedur natürliche Grenzen gesetzt sind: Wenn zu viel auf einmal transplantiert wird bzw. in gefäßarme Körperstellen, können nicht alle Fettzellen rechtzeitig mit Blut versorgt werden, der Großteil des transplantierten Gewebes geht zugrunde.

Eine Verbesserung der Einheilrate von transplantiertem Fett kann mit Stammzellenanreicherung erzielt werden. Im Jahr 2001 wurde von Zuk und mehreren Koautoren erstmals die Zusammensetzung des entnommenen Fettgewebes analysiert. Er stellte fest, dass es neben ausgereiften Fettzellen auch andere wichtige Zellen enthält – sog. Präadipozyten, glatte Muskelzellen, Endothelzellen, Fibroblasten und mesenchymale Stammzellen. Im medizinischen Fachjargon nennt man die Stammzellen des Fettgewebes „adipose derived stem cells" (ADSC). Die Publikation von Zuk gilt als fundamentaler Meilenstein in der Medizin im Allgemeinen und im Speziellen auf dem Gebiet der Rekonstruktiven Chirurgie. Diese Entdeckung ist ohne Übertreibung von enormer Bedeutung. Grund dafür ist die Tatsache, dass Stammzellen über außergewöhnliche biologische Eigenschaften verfügen, die in der Rekonstruktiven und Ästhetischen Chirurgie eingesetzt werden können.

**2001 wurde erstmals das Vorhandensein von Stammzellen im Fettgewebe, sog. ADSC (adipose derived stem cells) beschrieben. ADSC verfügen über außergewöhnliche biologische Eigenschaften und werden erfolgreich in der Ästhetischen und Rekonstruktiven Chirurgie eingesetzt.**

Seit 2003 gibt es zahlreiche Forschungsversuche mit Stammzellen. Die äußerst erfolgversprechende Grundidee bedient sich der Fähigkeit von Stammzellen, am Ort ihrer Neueinsetzung (in der Brust) bei erfolgter Einheilung im Zuge ihrer asymmetrischen Zellteilungsfähigkeit zu Fettzellen auszudifferenzieren. Es wird also mehr Fett entnommen als transplantiert werden soll, um aus dem überschüssigen Teil die Stammzellen zu isolieren und das zu transplantierende Fett damit anzureichern.

Die Brustvergrößerung mit Eigenfett zählt derzeit zu den größten Herausforderungen in der Ästhetischen Chirurgie. Es beschäftigen sich viele universitäre Abteilungen intensiv mit der Optimierung dieses Verfahrens.

Im Wesentlichen werden drei Wege beschritten:
- klassische Methode
- mechanische Vordehnung der Brust mit Vakuum (Brava-Methode) in Kombination mit der klassischen Methode
- Anreicherung des Fetts mit ADSC

### Klassische Methode

Gemäß den jüngsten Richtlinien der Eigenfetttransplantation wird Eigenfett schonend entnommen und – je nach Überzeugung des Operateurs – durch Zentrifugieren oder Filterung konzentriert. Danach wird das Fett in eher dicken Kanülen (2–3 mm) möglichst vielschichtig eingebracht. Es kann also unter den Brustmuskel, in den Brustmuskel, zwischen Brustmuskel und Brustdrüse und zwischen Haut und Brustdrüse eingebracht werden. Das Einbringen von Fett in die Brustdrüse selbst soll vermieden werden.

### Mechanische Vordehnung der Brust mit Vakuum (Brava-Methode) in Kombination mit der klassischen Methode

Der Erfinder dieser Methode heißt Roger Khouri (USA). Ziel dieser Methode ist es, mehr Fett in kleine Brüste einbringen zu können und dessen Einheilrate zu erhöhen. Mit der Dehnung des Gewebes wird mehr Platz für das zu transplantierende Fett geschaffen, oder, anders ausgedrückt, aus einem zweistöckigen Haus wird ein vierstöckiges Haus, und Fett kann jetzt in vier anstatt nur in zwei Stockwerke eingebracht werden. Durchgeführt wird die Dehnung mit zwei Plastiksaugglocken, in denen Vakuum gebildet wird. Die Brüste schwellen massiv an, und nach zwei bis drei Wochen wird die Eigenfetttransplantation durchgeführt, interessanterweise ohne ADSC. Die Ergebnisse von Khouri sind beeindruckend, und auch Sydney Coleman äußert sich sehr positiv zu dieser Methode. Khouri setzt diese Methode auch bei strahlungsgeschädigter Haut ein und berichtet über gute Ergebnisse, weil das Vakuum und die damit erzwungene Dehnung der Haut ihre Durchblutung und somit auch ihr Erscheinungsbild verbessert. Khouri macht gerade die erhöhte Durchblutung des gedehnten Gewebes für den Erfolg seiner Methode verantwortlich. Seinen Nachuntersuchungen zufolge beträgt die Einheilungsrate bis zu 90 %.

### Anreicherung des Fetts mit ADSC

Da bei der Brustvergrößerung das Volumen von großer Bedeutung ist, liegt es nahe, gerade zu diesem Zweck die Eigenfetttransplantation mit Stammzellenanreicherung durchzuführen. Es gibt bedauerlicherweise noch keine Studien, die den genauen prozentuellen Unterschied zwischen Brustvergrößerung mit oder ohne Stammzellenanreicherung des Fetts evaluieren. Mit ein Grund – neben den hohen Investitionssummen für ein Stammzellenanreicherungslabor –, weshalb zahlreiche KollegInnen die Brustvergrößerung noch ohne Stammzellenanreicherung durchführen.

Derzeit sind im Zuge einer Sitzung Volumensteigerungen von 150–250 ml / Brust mit der Eigenfetttransplantation möglich, Khouri beschreibt aber auch Fälle von bis zu 300 ml / Brust.

> Derzeit ist bei einer Brustvergrößerung durch Eigenfetttransplantation im Zuge einer Sitzung ein Volumenzuwachs von etwa 150–250 ml / Brust möglich.

# V
# DIE OPERATION IM DETAIL

BRUSTSTRAFFUNG MIT/OHNE GLEICHZEITIGER BRUSTVERGRÖSSERUNG

# V  Die Operation im Detail

Wir möchten Ihnen anhand einiger Illustrationen die OP-Schritte von zwei Operationsmethoden zeigen. Die Darstellung der ersten Technik zeigt eine besondere narbensparende Methode, die zweite veranschaulicht eine häufig von mir eingesetzte Methode mit/ohne gleichzeitiger Vergrößerung der Brust.

## 1. BRUSTSTRAFFUNG MIT GERINGER HEBESTRECKE

Bei dieser Technik nach Hinderer/Benelli ist der Hautschnitt auf den MAK beschränkt. Durch Entfernung eines variabel breiten Hautstreifens um den MAK wird der Hautmantel rundherum verkleinert und die Brust gestrafft. Mit dieser Technik können nur mäßige Straffungen durchgeführt werden und die notwendige Hebestrecke des MAK darf ebenfalls nicht lang sein (< 5cm).

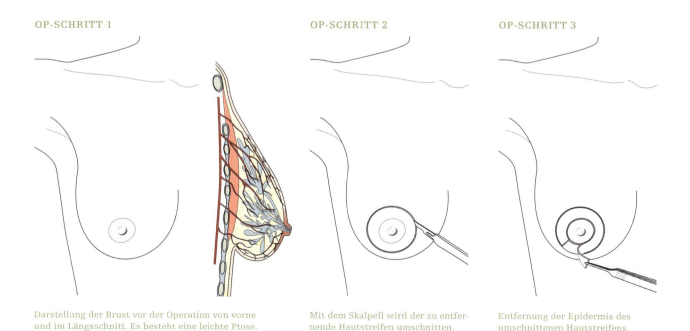

OP-SCHRITT 1 — Darstellung der Brust vor der Operation von vorne und im Längsschnitt. Es besteht eine leichte Ptose.

OP-SCHRITT 2 — Mit dem Skalpell wird der zu entfernende Hautstreifen umschnitten.

OP-SCHRITT 3 — Entfernung der Epidermis des umschnittenen Hautstreifens.

OP-SCHRITT 4

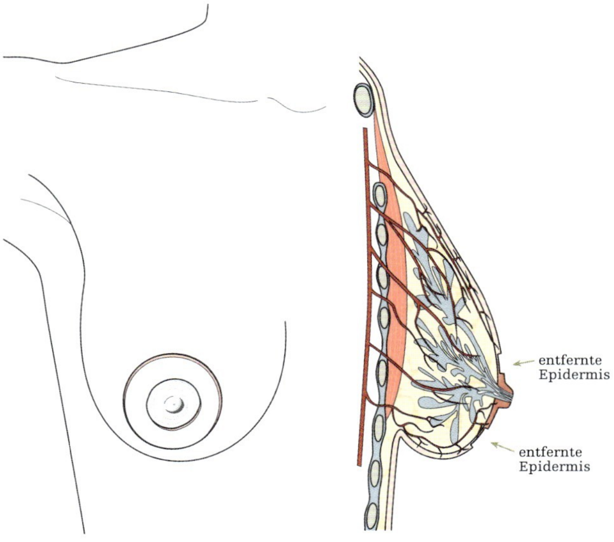

← entfernte Epidermis
← entfernte Epidermis

Darstellung der Situation nach Deepithelialisierung von vorne und im Längsschnitt.

OP-SCHRITT 5

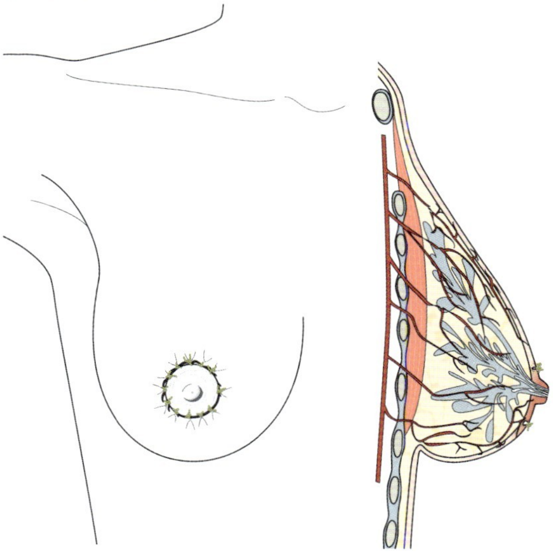

Durch den Wundverschluss erfolgt die Straffung.

## 2. BRUSTSTRAFFUNG MIT MITTLERER HEBESTRECKE

Diese oft von mir eingesetzte Technik stützt das Gewebe mit einer Dermissuspension (innerer BH), erlaubt eine ausgezeichnete Formung des Gewebes und ermöglicht bei Bedarf auch eine optimale Neupositionierung der Brust. Die Methode eignet sich gut, wenn die Hebestrecke des MAK 10 cm nicht überschreitet und wenn für die Patientin ein narbenfreies Dekolleté wichtig ist. Wie der Fotoblock zeigt, sind die erzielten Ergebnisse ästhetisch ansprechend.

Die hier gezeigte Bruststraffung ist eine narbensparende Technik mit Dermissuspension und ausgezeichneter Formbarkeit sowie Repositionierbarkeit des Brustgewebes. Sie eignet sich sehr gut bei Hebestrecken bis zu 10 cm.

PLANUNG EINER BRUSTSTRAFFUNG

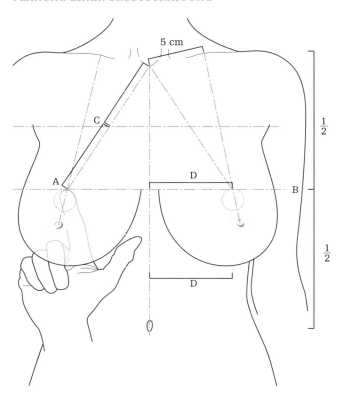

Als erstes wird die neue Position des MAK bestimmt. Der Oberrand des MAK (A) sollte in etwa auf halber Höhe des Oberarms (B) und auf Höhe der Unterbrustfalte liegen. Die Strecke zwischen dem Oberrand des MAK und dem Brustbein (D) sollte etwa 9–10 cm betragen. Die Strecke zwischen Oberrand des MAK und der Drosselgrube (Jugulum – Grube zwischen den beiden Schlüsselbeinen) dient ebenfalls als Richtlinie, ihre halbe Strecke (C) sollte auf Höhe der oberen Grenze der Achselfalte liegen.

Ich möchte nochmals darauf hinweisen, dass es zahlreiche Operationsmethoden für die Bruststraffung gibt. Jeder erfahrene Plastische Chirurg beherrscht einige Techniken und erzielt in der Regel korrekte Ergebnisse. Ich habe mit der hier gezeigten Technik nur gute Erfahrungen gemacht.

OP-SCHRITT 1

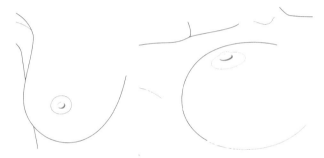

Darstellung der Brust in stehender und liegender Position vor der Operation.

OP-SCHRITT 2

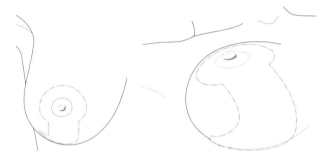

Anzeichnen der Hautschnitte entsprechend der B-Technik nach Régnault.

OP-SCHRITT 3

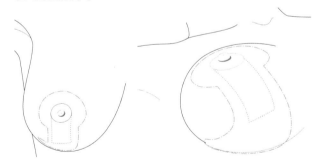

Anzeichnen der Dermissuspension. Dieses Areal wird deepithelialisiert, d.h. die oberste Hautschicht (Epidermis) wird von der darunterliegenden Hautschicht (Dermis, Lederhaut) abgelöst. Der untere Rand dieses Dermisstreifens wird gegen Ende der Operation an die Muskelfaszie genäht und bildet dadurch den „inneren BH", der das Absinken der Brust nach der Operation verhindern soll.

OP-SCHRITT 4

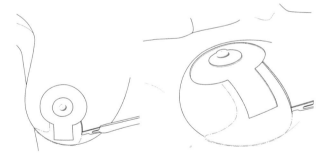

Das Areal um den MAK und die Dermis ist bereits deepithelialisiert, mit dem Skalpell wird der zu entfernende Anteil des Hautmantels umschnitten.

### OP-SCHRITT 5

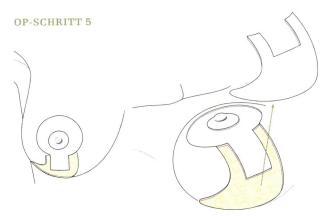

Der zu entfernende Hautüberschuss wird entfernt.

### OP-SCHRITT 6

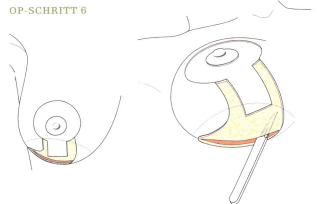

Mit dem Skalpell werden Teile der beiden unteren Quadranten vom Brustmuskel gelöst, um später oberhalb der Dermissuspension in geraffter Form zu liegen zu kommen.

### OP-SCHRITT 7

Zentraler Punkt der Operation: Der Unterrand der Dermis wird an den Brustmuskel genäht, wodurch der „innere BH" gebildet wird (Dermissuspension). Die davor mobilisierten Anteile der unteren Quadranten liegen oberhalb der Dermissuspension.

### OP-SCHRITT 8

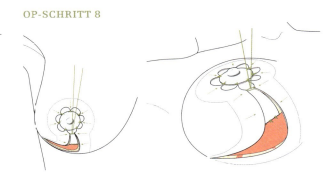

Die Wundränder werden zusammengezogen und vernäht. Rund um die Areola beginnt man mit dem Nähen bei den vier Himmelsrichtungen, setzt anschließend weitere Nähte dazwischen, um die Spannung gleichmäßig aufzuteilen.

### OP-SCHRITT 9

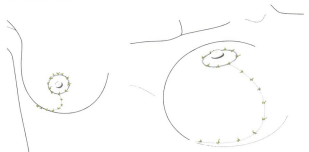

Am Ende der Operation zeigt sich eine B-förmige Narbe unter Aussparung der Unterbrustfalte in Richtung Dekolleté.

## 3. BRUSTSTRAFFUNG MIT GLEICHZEITIGER BRUSTVERGRÖSSERUNG MIT SILKON-IMPLANTATEN

Wird eine Augmentationsmastopexie mit Silikon-Implantaten durchgeführt, ändern sich die Planung und auch der Ablauf der Operation ein wenig, denn es wird zuerst vergrößert und erst anschließend gestrafft, weil das Ausmaß der notwendigen Straffung erst nach Einbringen der Implantate abschätzbar ist. Weiters muss auch Platz für die Implantate geschaffen werden, d.h. es muss mehr Brustgewebe vom Brustmuskel abpräpariert werden als bei einer alleinigen Straffung.

#### AUGMENTATIONSMASTOPEXIE 1

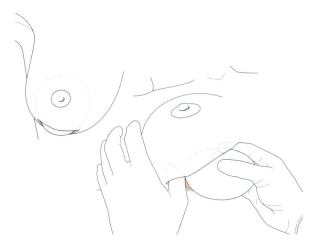

Das Brustgewebe wird großteils vom Brustmuskel abpräpariert und das Implantat eingebracht.

#### AUGMENTATIONSMASTOPEXIE 2

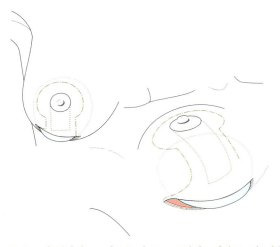

Erst nach Einbringen des Implantates wird evaluiert, wie viel Hautüberschuss besteht und angezeichnet, wo der Hautschnitt und die Dermissuspension verlaufen soll.

#### AUGMENTATIONSMASTOPEXIE 3

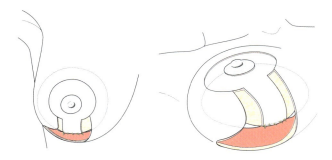

Die unteren Anteile des Brustgewebes werden nach oben gerafft und die Dermissuspension wird an den Brustmuskel genäht. Dieser Schritt ist gerade bei einer Augmentationsmastopexie wichtig, weil sich die Wahrscheinlichkeit eines neuerlichen Absinkens der Brust aufgrund der Größenzunahme (Gewicht) natürlich erhöht.

## BRUSTSTRAFFUNG UND ANGLEICHENDE VERKLEINERUNG MIT INNEREM BH NACH TURKOF

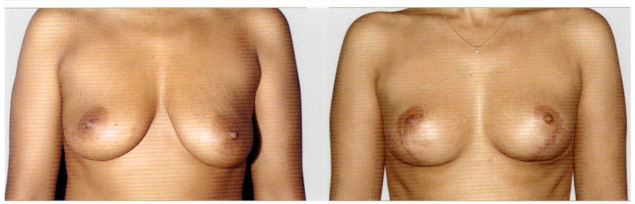

VORHER　　　　　　　　　　　　　　　　　　NACHHER

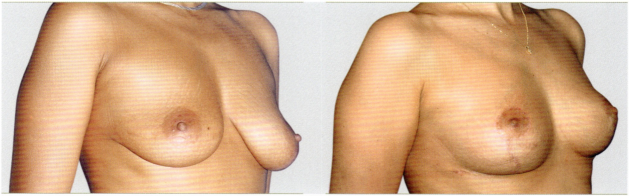

VORHER　　　　　　　　　　　　　　　　　　NACHHER

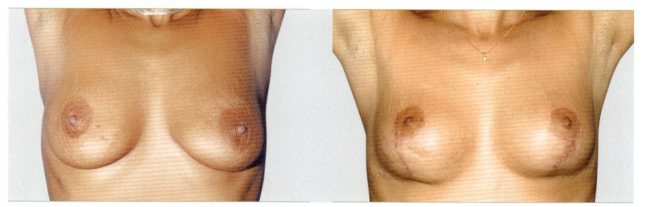

VORHER  NACHHER

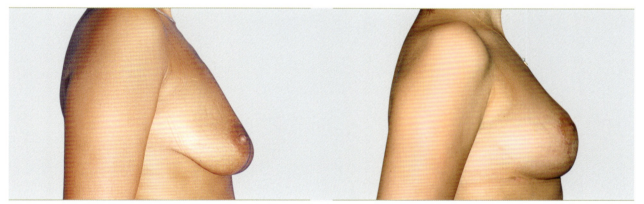

VORHER  NACHHER

Bei dieser Patientin kam es nach einer Schwangerschaft und aufgrund schlechter Bindegewebeeigenschaften zu einer deutlichen Hängebrust. Es wurde mit einer narbensparenden Technik gestrafft (B-förmiger Hautschnitt, das Dekolleté ist narbenfrei). Es wurde eine Methode mit Dermissuspension (innerer BH) eingesetzt (Turkof-Technik). Zusätzlich wurde links eine angleichende Brustverkleinerung durchgeführt, es wurden 20 g Brustgewebe entfernt. Die Fotos zeigen das Ergebnis sechs Monate nach dem Eingriff.

BRUSTSTRAFFUNG UND ANGLEICHENDE VERKLEINERUNG MIT INNEREM BH NACH TURKOF

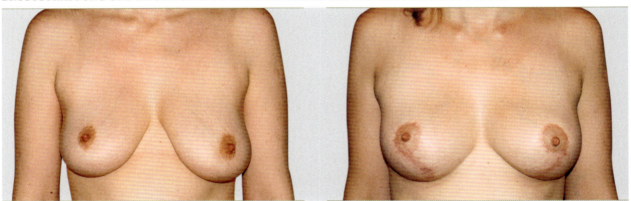

VORHER　　　　　　　　　　　　　　　　NACHHER

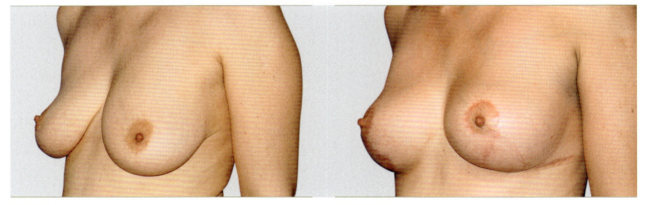

VORHER　　　　　　　　　　　　　　　　NACHHER

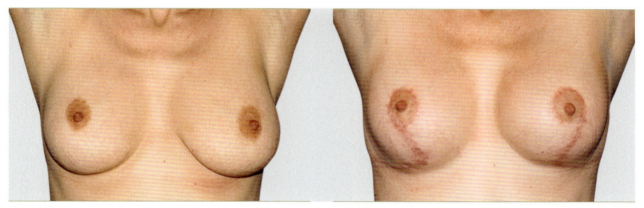

VORHER NACHHER

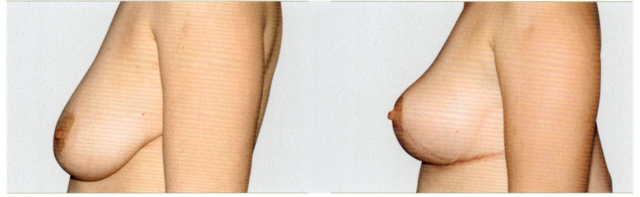

VORHER NACHHER

Bei dieser Patientin kam es nach zwei Schwangerschaften zu einer deutlichen Hängebrust. Es wurde mit einer narbensparenden Technik gestrafft (B-förmiger Hautschnitt, das Dekolleté ist narbenfrei). Es wurde eine Methode mit Dermissuspension (innerer BH) eingesetzt (Turkof-Technik). Zusätzlich wurde links eine angleichende Brustverkleinerung durchgeführt, es wurden 30 g Brustgewebe entfernt. Die Fotos zeigen das Ergebnis einen Monat nach dem Eingriff, die Narben sind daher noch etwas gerötet.

BRUSTSTRAFFUNG MIT INNEREM BH NACH TURKOF

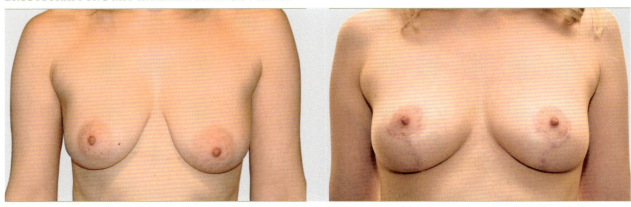

VORHER　　　　　　　　　　　　　　　　　NACHHER

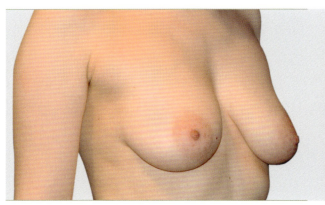 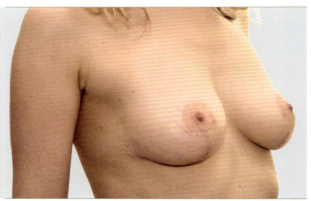

VORHER　　　　　　　　　　　　　　　　　NACHHER

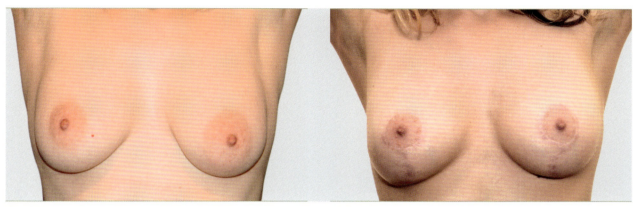

VORHER　　　　　　　　　　　　　　NACHHER

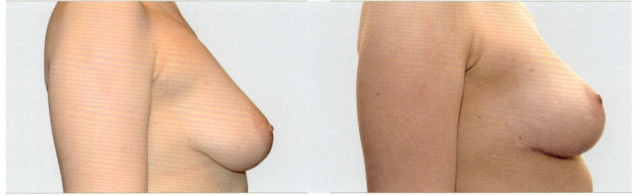

VORHER　　　　　　　　　　　　　　NACHHER

Bei dieser Patientin kam es nach einer Schwangerschaft zu einer deutlichen und auch asymmetrischen Hängebrust. Es wurde mit einer narbensparenden Technik gestrafft (B-förmiger Hautschnitt, das Dekolleté ist narbenfrei). Es wurde eine Methode mit Dermissuspension (innerer BH) eingesetzt (Turkof-Technik). Die Fotos zeigen das Ergebnis drei Jahre nach dem Eingriff.

## BRUSTSTRAFFUNG NACH BENELLI UND BRUSTVERGRÖSSERUNG

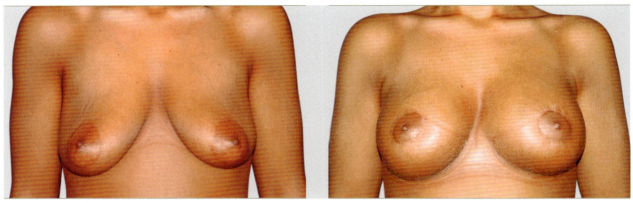

VORHER · NACHHER

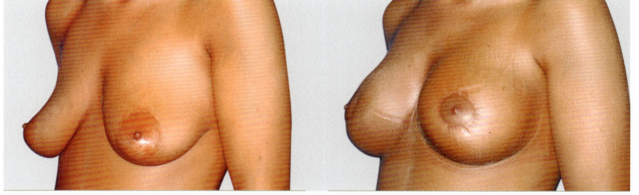

VORHER · NACHHER

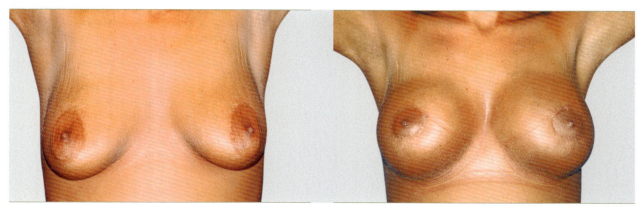

VORHER NACHHER

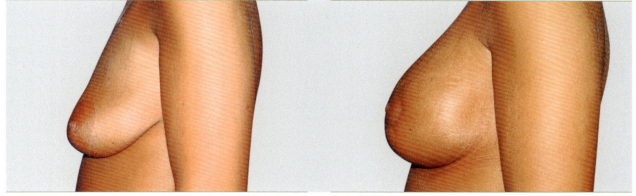

VORHER NACHHER

Bei dieser Patientin bestand aufgrund ungünstiger Bindegewebeeigenschaften trotz des jugendlichen Alters (20 Jahre) ein ausgeprägter Hängebusen. Die Brust wurde mit einer besonders narbensparenden Technik gestrafft (Hautschnitt lediglich rund um den Warzenhof) und auch vergrößert. Es wurden rechts 225 g und links 250 g über dem Muskel implantiert. Zudem wurden die Warzenhöfe verkleinert. Die Fotos zeigen das Ergebnis knapp ein Jahr nach dem Eingriff.

## BRUSTSTRAFFUNG NACH BENELLI UND BRUSTVERGRÖSSERUNG

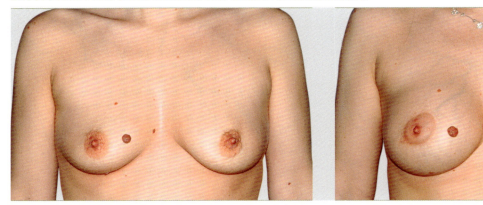

VORHER

NACHHER

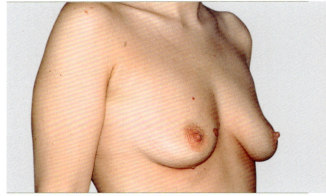
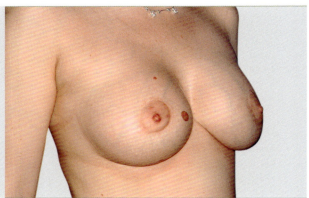

VORHER

NACHHER

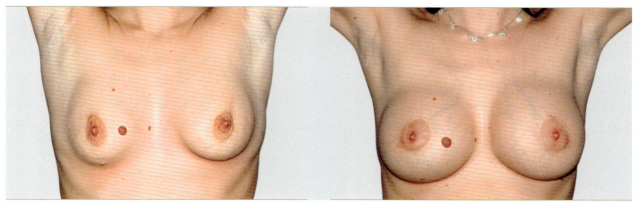

VORHER　　　　　　　　　　　　　　　　　NACHHER

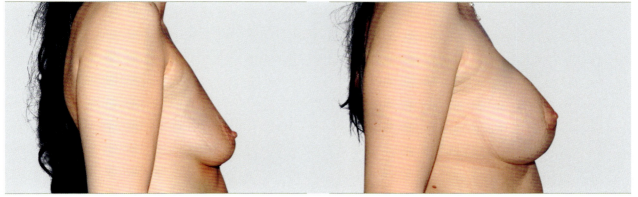

VORHER　　　　　　　　　　　　　　　　　NACHHER

Bei dieser jungen Patientin kam es nach dem Abstillen zu einer Verkleinerung und Abschlaffung der Brust. Es wurde mit einer besonders narbensparenden Technik gestrafft (Hautschnitt lediglich rund um den Warzenhof) und auch vergrößert. Es wurden rechts 275 g und links 250 g über dem Muskel implantiert. Die Fotos zeigen das Ergebnis sechs Monate nach dem Eingriff.

BRUSTSTRAFFUNG MIT INNEREM BH NACH FREY

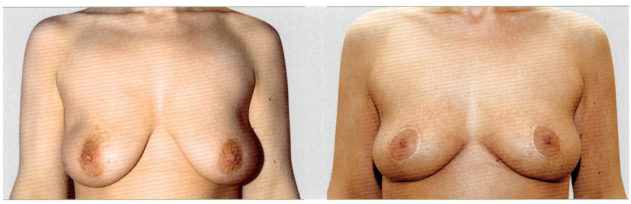

VORHER　　　　　　　　　　　　　　NACHHER

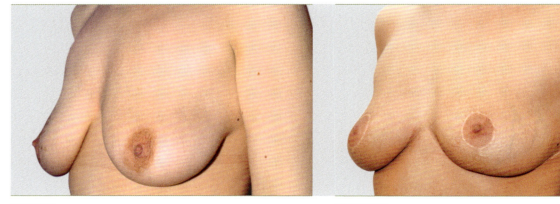

VORHER　　　　　　　　　　　　　　NACHHER

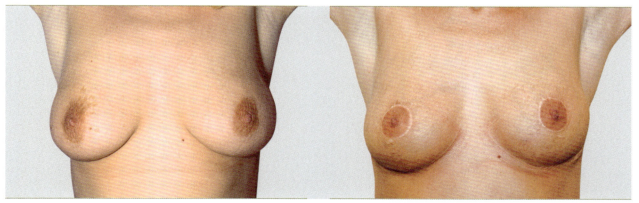

VORHER NACHHER

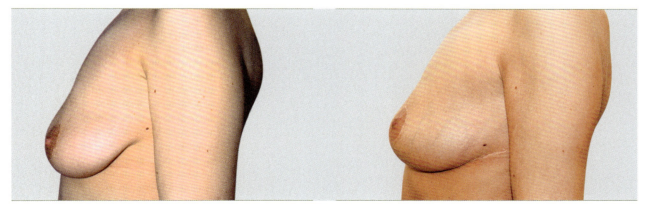

VORHER NACHHER

Bei dieser jungen Patientin (30 Jahre) wurde die Brust mit einer narbensparenden Technik gestrafft (B-förmiger Hautschnitt, das Dekolleté ist narbenfrei). Es wurde eine Methode mit Dermissuspension (innerer BH) eingesetzt (Frey-Technik). Zudem wurden die Warzenhöfe verkleinert. Die Fotos zeigen das Ergebnis sieben Jahre nach dem Eingriff. Die Patientin hat keine Kinder, aber schlechte Bindegewebeeigenschaften, weshalb das Langzeitergebnis etwas zu wünschen übrig lässt. Die auffälligen weißen Narben rund um den Warzenhof wollte die Patientin nicht korrigiert haben.

## BRUSTSTRAFFUNG UND ANGLEICHENDE VERKLEINERUNG MIT INNEREM BH NACH TURKOF

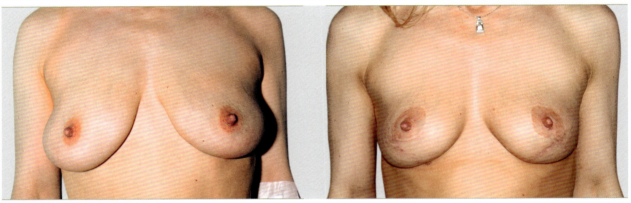

VORHER          NACHHER

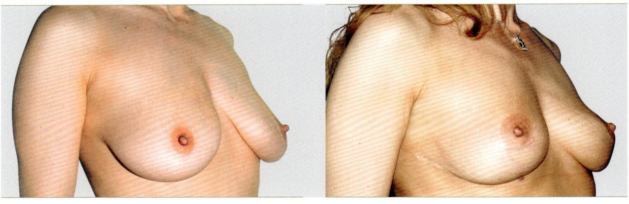

VORHER          NACHHER

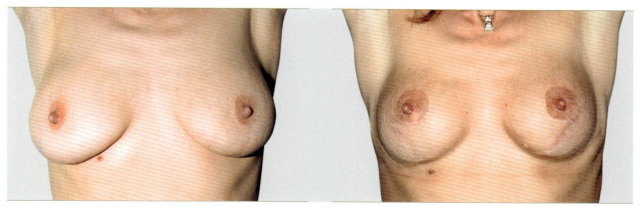

VORHER　　　　　　　　　　　　　　　　　NACHHER

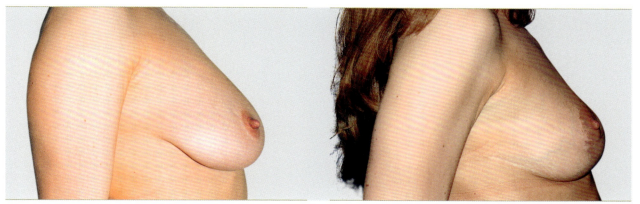

VORHER　　　　　　　　　　　　　　　　　NACHHER

Bei dieser Patientin kam es nach zwei Schwangerschaften zu einer deutlichen Hängebrust. Es wurde mit einer narbensparenden Technik gestrafft (B-förmiger Hautschnitt, das Dekolleté ist narbenfrei) und eine Methode mit Dermissuspension (innerer BH) eingesetzt (Turkof-Technik). Zusätzlich wurde rechts eine angleichende Brustverkleinerung durchgeführt, es wurden 50 g Brustgewebe entfernt. Die Fotos zeigen das Ergebnis zwei Jahre nach dem Eingriff.

## BRUSTSTRAFFUNG NACH BENELLI UND BRUSTVERGRÖSSERUNG

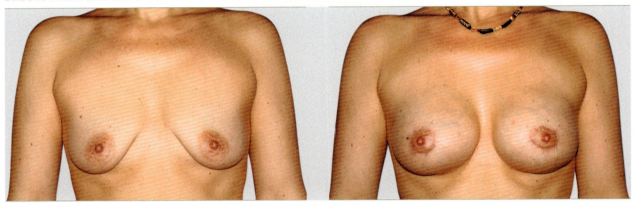

VORHER  NACHHER

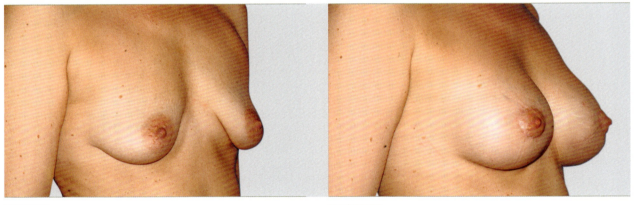

VORHER  NACHHER

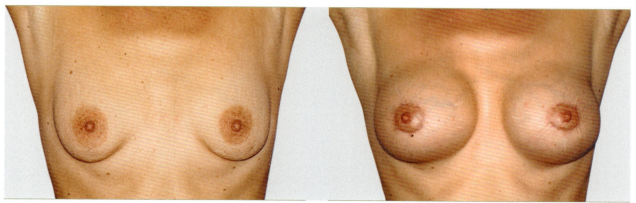

VORHER　　　　　　　　　　　　　　　　　NACHHER

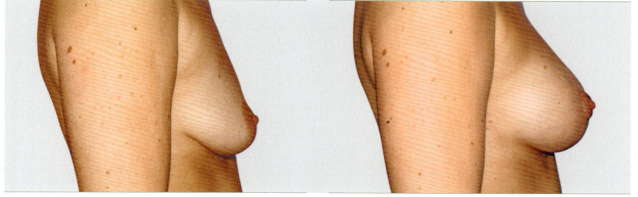

VORHER　　　　　　　　　　　　　　　　　NACHHER

Bei dieser Patientin bestand nach dem Abstillen eine starke Hängebrust, die neben den bereits vorher schwach ausgeprägten inneren unteren Quadranten die Patientin besonders störte. Die Brust wurde mit einer besonders narbensparenden Technik gestrafft (Hautschnitt lediglich rund um den Warzenhof) und auch vergrößert. Es wurden beidseits 255 g über dem Muskel implantiert. Zudem wurden die Warzenhöfe verkleinert. Die Fotos zeigen das Ergebnis drei Monate nach dem Eingriff.

BRUSTSTRAFFUNG MIT INNEREM BH NACH EREN

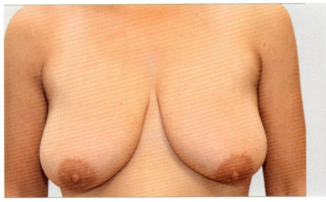

VORHER

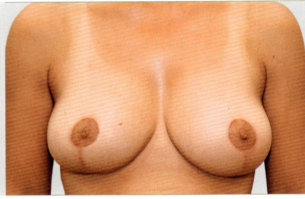

NACHHER

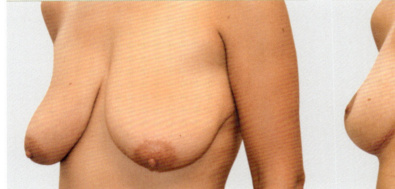

VORHER

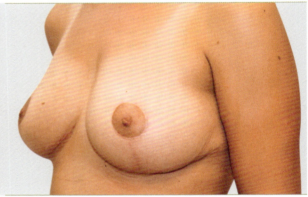

NACHHER

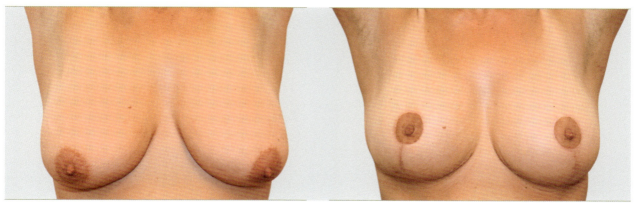

VORHER　　　　　　　　　　　　　　　　NACHHER

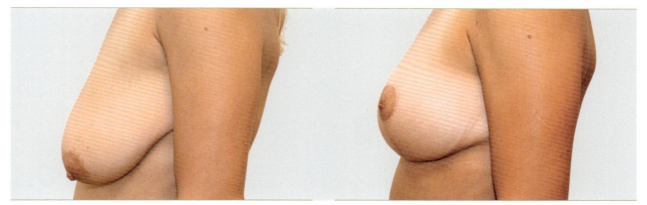

VORHER　　　　　　　　　　　　　　　　NACHHER

Bei dieser Patientin bestand aufgrund der starken Hängebrust eine schwierige Ausgangsposition. Aufgrund der Körpergröße (179 cm) kam für die Patientin eine Brustverkleinerung nicht in Frage. Es wurde eine Technik mit T-förmigem Hautschnitt und zentralem Stiel eingesetzt (Eren-Technik). Die Fotos zeigen das Ergebnis ein Jahr nach dem Eingriff.

## BRUSTSTRAFFUNG MIT INNEREM BH NACH TURKOF

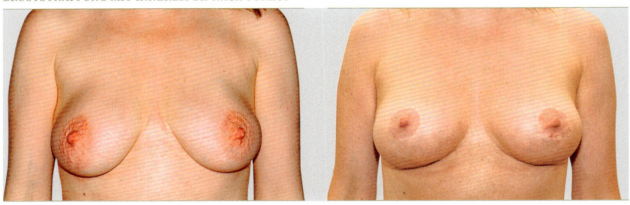

VORHER    NACHHER

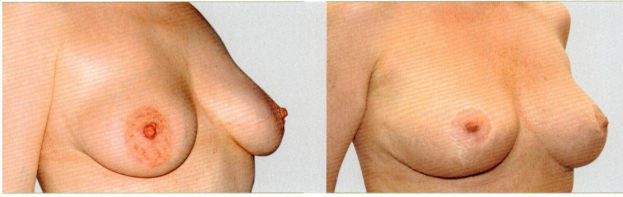

VORHER    NACHHER

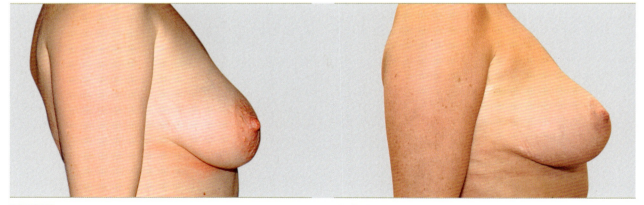

VORHER    NACHHER

Bei dieser jungen Patientin (32 Jahre) wurde die Brust mit einer narbensparenden Technik gestrafft (B-förmiger Hautschnitt, das Dekolleté ist narbenfrei). Es wurde eine Methode mit Dermissuspension (innerer BH) eingesetzt (Turkof-Technik). Zudem wurden die Warzenhöfe verkleinert. Die Fotos zeigen das Ergebnis vier Jahre nach dem Eingriff.

# VI OPERATIONSVORBEREITUNG

OP-VORBEREITUNG, OP-VERLAUF, SPITALSAUFENTHALT

# VI OP-Vorbereitung, OP-Verlauf, Spitalsaufenthalt

Eine Bruststraffung dauert je nach Ausmaß des Hautüberschusses zwischen 1–2½ Stunden. Eine Augmentationsmastopexie dauert ca. 30–60 Minuten länger. Die Patientin verlässt das Spital in der Regel ein bis zwei Tage nach dem Eingriff.

Eine Bruststraffung mit / ohne gleichzeitiger Brustvergrößerung wird grundsätzlich in einem ISO-zertifizierten Operationssaal eines Krankenhauses durchgeführt. Für die Dauer von 14 Tagen vor der Operation sollten blutgerinnungshemmende Medikamente (Aspirin, Marcoumar, Vitamin E etc.) abgesetzt werden, da diese die Blutgerinnung verzögern können. Auch Alkohol und Schlafmittel sollten weitestgehend vermieden werden, weil sie die Gerinnungsbereitschaft des Blutes herabsetzen und damit das Risiko einer Nachblutung erhöhen. Der Zigarettenkonsum sollte möglichst eingestellt werden – Nikotin hat eine gefäßverengende Wirkung, was zu Wundheilungsstörungen führen kann. Gerade bei diesem Eingriff wäre es aufgrund der großen Wundfläche und der verbleibenden Hautspannung besonders wichtig, das Rauchen einzustellen bzw. auf ein Minimum zu reduzieren.

Die Operation findet in Vollnarkose (Allgemeinanästhesie) statt. Daher benötigen Sie vor dem Eingriff folgende Untersuchungen:
- Lungenröntgen und EKG
- Mammografie (kann in jungen Jahren entfallen)
- Komplettes Blutbild inkl. Gerinnung, Blutgruppe, HIV-Test und Hepatitis A, B, C
- Operationsfreigabe durch den Allgemeinmediziner oder Internisten

Bitte bringen Sie das Röntgenbild und alle Befunde zum OP-Termin mit. Zur reibungslosen Abwicklung der Aufnahmeformalitäten sollten Sie sich im Krankenhaus mindestens 2 ½ Stunden VOR der Operation einfinden und zum Zeitpunkt der OP sechs Stunden nüchtern sein. Bei der Bruststraffung ist mit einem stationären Krankenhausaufenthalt zwischen ein bis zwei Nächten zu rechnen.

> **HINWEIS**
>
> Auf Wunsch organisieren meine MitarbeiterInnen die gesamte Abwicklung der Operationsvorbereitung.

# VII
# NACHSORGE

WAS IST NACH DER OPERATION ZU BEACHTEN?

# VII Nachsorge

## 1. NACHSORGE

Sie verlassen das Krankenhaus mit einem gut anliegenden Brustverband, der beim ersten Kontrollbesuch entfernt und gegen einen Stütz-BH ausgetauscht wird. Dieser BH ist für die Dauer von vier Wochen Tag und Nacht zu tragen, um die operierte Brust möglichst schonend abheilen zu lassen.

Ich verschreibe meinen Patientinnen üblicherweise für sieben Tage ein Antibiotikum (bei Einbringen von Implantaten zehn Tage), um das Risiko einer Infektion zu minimieren.

Nach dem Eingriff ist für zwei Wochen Schonung angesagt. Je nach Umfang des Eingriffs und individueller Neigung können die postoperativen Schwellungen bis zu 14 Tage andauern, in seltenen Fällen unter Umständen sogar noch etwas länger. In dieser Zeit werden abschwellende und ggf. schmerzstillende Medikamente verabreicht.

Die Nahtentfernung erfolgt zumeist am zehnten postoperativen Tag. Danach werden Kontrollen nach einer Woche, zwei Wochen und vier Wochen durchgeführt. Weitere Besuche zur Überprüfung des Operationsergebnisses erfolgen nach sechs bzw. 12 Monaten. Nur durch diese Kontrollen kann eine optimale Betreuung gewährleistet werden, ein Umstand, dem bei einer im Ausland durchgeführten Operation mit Sicherheit nicht im selben Maß Rechnung getragen werden kann.

Sie und Ihr Sexualpartner sollten mit Ihren Brüsten in den ersten acht Wochen behutsam umgehen. Ebenso sollte das Tragen von BHs mit Bügeln während der ersten sechs Monate vermieden werden, weil der Druck des Bügels eine verstärkte Narbenbildung hervorrufen kann. Vor direkter Sonnenbestrahlung der Narben (auch Solarium) ist während der ersten sechs Monate abzuraten, weil es dadurch zu einer bräunlichen Verfärbung der Narben kommen kann.

**STÜTZ-BH**

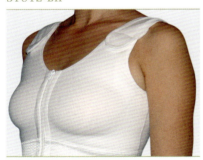

Der Stütz-BH soll die operierte Brust vollständig umschließen, die Unterbrustfalte großflächig und mäßig straff umschließen sowie breite Träger aufweisen. Ein Sport-BH ist zumeist nicht geeignet. Der Stütz-BH sollte zumindest für die Dauer von vier Wochen Tag und Nacht getragen werden.

## 2. LANGZEITERGEBNISSE

Man muss davon ausgehen, dass eine gestraffte Brust in der Regel nach mehreren Jahren wieder absinkt. Je größer die verbleibende Brust, desto mehr wird sie absinken (insbesondere wenn neben der Straffung auch eine Vergrößerung durchgeführt wurde). Neben der Schwerkraft ist auch der Elastizitätsverlust der Haut und des Bindegewebes ein wichtiger Faktor. Durch die Bildung eines inneren BHs (Dermissuspension) kann das Langzeitergebnis verbessert werden. Ich mache meine Patientinnen immer darauf aufmerksam, dass nach einem Jahr eine Narbenkorrektur notwendig sein kann. Dies stellt eine planmäßige Ergänzung des Primäreingriffes dar.

Im Gegensatz zur Brustvergrößerung führt die Augmentationsmastopexie kaum zu erhöhtem Druck auf das Brustgewebe. Bei der Brustvergrößerung verbleibt nach Einbringen der Implantate fast immer eine gewisse Spannung, und auf das Brustgewebe wird daher ein gewisser Druck ausgeübt, das Volumen der eigenen Brust nimmt in Folge immer etwas ab. Bei der Augmentationsmastopexie besteht kaum Spannung, daher nimmt das Volumen der vorhandenen Brust auch nicht ab.

# VIII WAS KANN ALLES SCHIEFGEHEN?

RISIKEN UND KOMPLIKATIONEN

# VIII Risiken und Komplikationen

### 1. BRUSTSTRAFFUNG ALLGEMEIN

#### Narkoserisiko
Jede Operation in Allgemeinanästhesie birgt ein Restrisiko in sich. Dieses Restrisiko ist jedoch bei ästhetisch-chirurgischen Eingriffen vergleichsweise gering, weil grundsätzlich nur gesunde PatientInnen operiert werden sollten. Außerdem unterscheiden sich die modernen Narkoseformen von den früheren Techniken durch sehr kurzlebige Narkosemittel (werden vom Körper schnell abgebaut), sodass bei Sistieren der Narkosemittelzufuhr der Schlafzustand rasch beendet wird. Dadurch ist die Kontrolle der Narkosefolge durch den Anästhesisten entscheidend gesteigert worden, und die Komplikationsraten sind deutlich gesunken. Vor jeder Operation sollte der/die AnästhesistIn mit der Patientin ein ausführliches Aufklärungsgespräch führen, in dem die Narkose, ihr Verlauf und die möglichen Gefahren und Komplikationen genau erklärt werden.

#### Nachblutung (Hämatom)
Wie bei jeder anderen Operation können auch bei der Bruststraffung (mit/ohne gleichzeitiger Vergrößerung) Nachblutungen auftreten. Das Risiko steigt jedoch in Abhängigkeit zur Größe der Wundfläche. Der akribischen Blutstillung kann bei dieser Operation, insbesondere wenn auch Implantate eingebracht werden, nicht genügend Aufmerksamkeit gewidmet werden. Bei Auftreten eines Hämatoms darf keinesfalls zugewartet werden, es muss so rasch wie möglich ausgeräumt und die Blutungsquelle gestillt werden. Ein Hämatom hat auf das ästhetische Ergebnis der Operation keinen negativen Einfluss.

#### Infektionen
Infektionen treten üblicherweise selten auf und liegen immer in der Verantwortung des Operateurs. Deswegen sollten Bruststraffungen (mit/ohne gleichzeitiger Vergrößerung) in einem sterilen, standardisierten Operationssaal durchgeführt werden. Vorbeugend werden routinemäßig Antibiotika verabreicht. Sollte es dennoch zu einer Infektion kommen, kann eine operative Drainage notwendig sein, die Abheilung erfolgt dann stark verzögert, die Narben sind oft verbreitet und nicht ebenmäßig, eine operative Korrektur von dehiszenten Narben ist fast immer möglich.

#### Wundheilungsstörungen/Hautnekrosen
Wundheilungsstörungen und/oder Hautnekrosen entstehen durch Minderdurchblutung der Haut. Dazu kommt es, wenn der Wundverschluss unter zu großer Spannung durchgeführt wurde. Bei Raucherinnen und Zuckerkranken ist das Risiko einer Wundheilungsstörung

und / oder Hautnekrose stark erhöht. Wundheilungsstörungen führen zu einer Verbreiterung der Narbe, heilen aber früher oder später ab. Eine Narbenkorrektur sollte frühestens nach einem Jahr erfolgen. Hautnekrosen stellen je nach Größe eine mittlere bis schwere Komplikation dar, und ihre Folgen sind nur sehr schwer zu korrigieren. Hautnekrosen im Bereich der Schnittränder lässt man am besten sekundär abheilen, die daraus resultierenden verbreiterten Narben blassen mit der Zeit ab und werden fast immer unauffällig.

## Gefühllosigkeit (Sensibilitätsstörungen)

Je nach Charakteristika der eingesetzten Technik und ob eine gleichzeitige Vergrößerung durchgeführt wurde oder nicht, kann die Sensibilität des Mammillen-Areola-Komplexes (MAK) beeinträchtigt werden. Bei den meisten Straffungsoperationen bleibt die Sensibilität des MAK vollständig erhalten, insbesondere wenn das Brustgewebe nicht vom Brustmuskel abgehoben wird. Durch das Einbringen von Implantaten ist das Verletzungsrisiko der sensiblen Nerven jedoch größer. Die Sensibilität kehrt nach 2–24 Monaten teilweise oder auch vollständig wieder zurück. Eine operative Maßnahme zur Wiederherstellung der Sensibilität ist leider nicht möglich.

## Narben, Narbenkeloide

Der Wundverschluss nach einer Bruststraffung (mit / ohne gleichzeitiger Vergrößerung) muss verständlicherweise unter einer gewissen Spannung erfolgen, wenngleich auch nie so viel Spannung besteht wie bei einer Brustverkleinerung. Die Narbe einer unter Spannung stehenden Operationswunde kann etwas verbreitert (3–7 mm) abheilen. Ich informiere meine Patientinnen über die Möglichkeit, nach etwa einem Jahr eine operative Narbenkorrektur durchzuführen. Diese erfolgt in Lokalanästhesie und stellt eine planmäßige Ergänzung des Primäreingriffs dar. Narbenkeloide können bei entsprechender Neigung bei Bruststraffungen vorkommen, dies allerdings sehr selten. Zumeist helfen silikonbeschichtete Pflaster, von der Behandlung mit Cortison-Injektionen ist abzuraten.

## Bottoming-Out

Das Durchsacken des operierten Brustgewebes ist eine relativ häufige Komplikation im Rahmen einer Bruststraffung, insbesondere wenn die Brust gleichzeitig auch vergrößert wird. Dabei sackt der Großteil des operierten Gewebes nach unten ab, und es kommt zu einer Richtungsänderung der Ebene des MAK. Unangenehm ist dabei, dass der obere Anteil des Dekolletés verschwindet und der MAK wie eine Stupsnase nach oben schaut. Wird eine Dermissuspension durchgeführt, ist dieses Problem weitgehend vermeidbar. Für die Korrektur des Bottoming-Outs muss eine neuerliche Straffungsoperation durchgeführt werden.

## Nekrosen des MAK

In ganz seltenen Fällen kann ein Teil oder auch die ganze Brustwarze aufgrund ausbleibender Durchblutung absterben. Nekrosen des MAK stellen je nach Ausmaß eine mittlere bis schwere Komplikation dar, und ihre Folgen sind nur sehr schwer zu korrigieren. Eine Wiederherstellung des MAK ist nur sekundär möglich und erfolgt mittels einer kleinen, lokalen Kleeblattlappenplastik (Brustwarze) sowie einer medizinischen Tätowierung (Warzenhof). Wie bereits erwähnt, stellen Nekrosen des MAK bei der Bruststraffung einen absoluten Ausnahmefall dar.

## Dog-Ear-Bildung

Bei schwerwiegenden Fällen (sehr großer Hautüberschuss) gelingt es nicht immer, die Wunde ohne Bildung von kleinen Wülsten (Dog Ears, „Hundeohren") an den seitlichen Wundrändern zu verschließen. Hier empfiehlt es sich zumindest sechs Monate verstreichen zu lassen, bevor eine Korrekturoperation in Erwägung gezogen wird, weil sich Dog Ears auch spontan zurückbilden können.

## Depigmentation Warzenhof

In ganz seltenen Fällen kann eine Bruststraffung (mit / ohne gleichzeitiger Vergrößerung) dazu führen, dass die Farbe des Warzenhofes abblasst (Depigmentation). Dies ist die Folge der zeitlich begrenzten verminderten Durchblutung des Warzenhofes, der aufgrund der Umschneidung für eine gewisse Zeit unzureichend mit Blut versorgt wird. Diese Komplikation ist äußerst selten. Bei meinen Patientinnen ist sie noch nie aufgetreten, und sie wird hier nur der Vollständigkeit halber erwähnt.

**Verziehungen des Warzenhofs**
Nach einer Bruststraffung (mit/ohne gleichzeitiger Vergrößerung) kann es vorkommen, dass der MAK nicht rund bleibt, sondern sich verzieht. Dies geht meist mit einem neuerlichen Absinken der Brust einher. Eine Formkorrektur des MAK ist jederzeit in Lokalanästhesie möglich.

**Schmerzen**
Schmerzen sind nach einer Bruststraffung (mit/ohne gleichzeitiger Vergrößerung) eher selten und von geringem Ausmaß. Treten Schmerzen auf, ist neben der Einnahme von Schmerzmitteln lediglich etwas Geduld gefragt, nach ein bis zwei Wochen ist die Mehrheit meiner Patientinnen völlig schmerzfrei. Das Tragen eines gut sitzenden Stütz-BHs reduziert das Schmerzausmaß.

**Asymmetrien**
Nur sehr selten sind beide Brüste gleich groß, und oft kommen Formunterschiede hinzu, die auf unterschiedlich langes Stillen zurückzuführen sind. Weiters bringt der Operationsablauf mit sich, dass der Schwellungszustand der Brüste unterschiedlich stark ausfallen kann, sodass eine Größenasymmetrie nicht erkannt bzw. sogar verkannt werden kann. All diese Faktoren erschweren das Ziel einer Symmetrisierung bei vorher bestehender Asymmetrie beträchtlich. Größenasymmetrien können jederzeit korrigiert werden, es empfiehlt sich, sechs Monate verstreichen zu lassen.

Sind die Brüste vor der Operation in ihrer Form verhältnismäßig gleich, ist bei komplikationslosem Verlauf das Risiko einer Formasymmetrie als äußerst gering anzusehen. Narbenasymmetrien treten ebenfalls höchst selten auf. Sowohl Form- als auch Narbenasymmetrien können operativ korrigiert werden.

## 2. AUGMENTATIONSMASTOPEXIE MIT SILIKON-IMPLANTATEN

### Wundinfektion – mit pathogenen (krankheitsauslösenden) Keimen

Gerade bei Augmentationsmastopexien kann es aufgrund der Verwendung von Fremdmaterialien vermehrt zu Infektionen kommen, deswegen ist bei dieser Operation höchste Sterilität geboten. Die Folgen einer pathogenen Wundinfektion sind Fieber, Schwellung, Rötung und Eiterbildung. Daher verabreiche ich meinen Patientinnen unmittelbar vor der Operation prophylaktisch ein Breitbandantibiotikum. Falls es dennoch zu einer Infektion kommt, muss die antibiotische Therapie umgestellt werden. Bleibt auch diese Maßnahme erfolglos, müssen die Implantate entfernt und zu einem späteren Zeitpunkt wieder eingepflanzt werden. Als Spätfolge einer Wundinfektion tritt fast immer eine Kapselfibrose auf (siehe Kapitel „Kapselbildung – Kapselfibrose"). Glücklicherweise ist bei meinen Patientinnen eine Infektion bei der Augmentationsmastopexie bis dato noch nie aufgetreten. Wenn der Operateur alle Vorsichtsmaßnahmen getroffen hat und wenn der Eingriff in einem standardisierten Operationssaal (kein Eingriffsraum bzw. kein Eingriff in einem nicht standardisierten Operationsraum in einer Ordination) stattgefunden hat, gehören Infektionen zum normalen Komplikationsspektrum einer Operation und sind nicht als Behandlungsfehler zu werten.

### Wundinfektion – mit apathogenen (nicht krankheitsauslösenden) Keimen

Der häufigste Keim in der Implantathöhle ist der Staphylococcus epidermidis. Er bleibt aufgrund fehlender Krankheitszeichen zumeist unerkannt und führt oft erst nach Jahren zu Kapselfibrose bzw. zur Bildung einer Flüssigkeitsansammlung zwischen Implantat und Kapsel (siehe Kapitel „Kapselbildung – Kapselfibrose"). Wenn nach einer Augmentationsmastopexie eine Kapselfibrose auftritt, die einer operativen Revision bedarf, sollte daher immer bei Eröffnung der Kapsel eine Bakterienkultur angelegt werden, um den Nachweis einer etwaigen Infektion zu gewährleisten. Ich verordne meinen Patientinnen bei einer Revisionsoperation, die ausschließlich wegen einer Kapselfibrose und nicht wegen Krankheitszeichen durchgeführt wird, prophylaktisch ein Breitbandantibiotikum. Manchmal macht das Ergebnis der Bakterienkultur einen Wechsel des Medikamentes notwendig. Die Infektion mit dem Staphylococcus epidermidis ist niemals als Behandlungsfehler zu werten.

### Beschädigung der Implantate

Moderne Brustimplantate sind so konstruiert, dass sie auch extremen Belastungen standhalten. Es wurde gezeigt, dass ein Implantat auch von einem Lkw überrollt werden kann, ohne Schaden zu nehmen. Das gilt natürlich nur für stumpfe Traumen. So kann das Aufprallen der Brust auf eine spitze Kante beispielsweise im Rahmen eines Verkehrsunfalls trotz unverletzter Haut in seltenen Fällen ein Brustimplantat beschädigen. Bei Stichverletzungen wird das Implantat natürlich in Mitleidenschaft gezogen.

### Zerplatzen der Implantate

Nur schlechte oder schadhafte Produkte können bei Druckabfall (im Flugzeug) „explodieren": Dies geschieht, wenn Gas innerhalb der Implantate entstanden oder verblieben ist und wenn sich dieses Gas (meist Luft) durch den reduzierten Umgebungsdruck so weit ausdehnt, dass die Hülle zerplatzt.

### Austritt von Silikongel

Wenn das Brustimplantat beschädigt wird oder ist und deswegen Silikongel austritt, ist dies keineswegs gefährlich. Das beschädigte Implantat muss jedoch herausgenommen und durch ein neues ersetzt werden. Das ausgetretene Silikongel liegt zumeist (wenn das Gel nicht kohäsiv ist) zwischen der Hülle des Implantates und der sich mittlerweile gebildeten Kapsel – wodurch eine Resorption weitgehend ausbleibt – und wird bei dieser Gelegenheit ebenfalls entfernt. Fast alle Herstellerfirmen gewährleisten einen kostenlosen Ersatz im Falle eines Produktionsfehlers und übernehmen sogar die Operationskosten.

### Silikon-Granulome

Dieser Begriff beschreibt die Reaktion des Körpers auf kleinste Mengen Silikon, wenn diese sich außerhalb der Implantatkapsel befinden. Silikon-Granulome traten früher nicht selten auf, wenn das damals verwendete flüssige Silikongel durch die Kapsel in das Brustgewebe gelangte und sich durch den Lymphabfluss in den Lymphknoten der Achsel ansammelte. Die Lymphknoten schwollen an und verursachten oft Schmerzen mit begleitenden

Unverträglichkeitsreaktionen unterschiedlichsten Ausmaßes. Auch diese Komplikation ist äußerst selten und bei Implantaten der jüngsten Generation (mehrschichtige Implantathülle, kohäsives Gel) kaum möglich.

**Silikon-Schwitzen, Silicone-Bleeding**
Bereits in den Anfangsphasen der Brustvergrößerungsoperationen fand man bei Korrektureingriffen, trotz völlig intakter Implantathülle, ausgetretenes Silikongel zwischen Implantathülle und der Bindegewebekapsel. Dieses Phänomen von austretendem Füllmaterial bei unbeschädigter Implantathülle bezeichnet man als „Schwitzen" oder „Bluten". Legt man beispielsweise ein silikongelgefülltes Implantat auf ein Löschpapier, finden sich nach einiger Zeit Silikonspuren. Durch Verbesserung der Implantathüllen ist dieses Phänomen bei Implantaten der jüngsten Generation (mehrschichtige Implantathülle, kohäsives Gel) nur noch sehr selten anzutreffen. Da die ausgetretenen Mengen sehr gering sind und meistens lediglich einen dünnen Film bilden, besteht bei sonstiger Beschwerdefreiheit kein Handlungsbedarf.

**Rippling**
In Abhängigkeit der Lage des Oberkörpers treten – mehr oder weniger deutlich sichtbare – kleine Unebenheiten auf der Haut auf, die sich wie Rillen anfühlen. Sie sind meist am inneren Rand der Brüste bei gebeugter Haltung sichtbar. Ursache: Das unterschiedliche spezifische Gewicht von Silikongel und Brustgewebe sowie die bestehende starke Haftung zwischen der rauen Implantatoberfläche und der Umgebung können zu Einziehungen (Rillen) führen, wenn die Haltung des Oberkörpers bewirkt, dass das Implantat in eine Richtung hängt, deswegen das Silikongel in dieselbe Richtung fließt und dadurch ein kleiner Substanzdefekt entsteht, dem die darüberliegende Haut folgt und sich daher an dieser Stelle etwas einzieht. Rippling entsteht natürlich nur dann, wenn sehr wenig Eigenbrust über dem Implantat vorhanden ist, also vorwiegend bei sehr schlanken Damen. Vermeidbar ist diese Komplikation grundsätzlich nicht, sie kann jedoch mit einer besonderen Massage deutlich gebessert werden, wenn es durch diese Maßnahme gelingt, das Brustgewebe von der Implantatoberfläche mechanisch zu lösen, und sich eine neue Gleitgewebeschicht bildet.

**Double-Bubble-Deformität**
Wird bei einer Brust mit einer gewissen Größe bzw. bei einer sehr schlaffen Brust das Implantat unter den Brustmuskel platziert, kann es nach einigen Jahren zu einer Doppelprojektion kommen. Die vorhandene Brust sinkt ab, während das Implantat diese langsame Positionsänderung nicht mitmacht. Dadurch kann es zur Bildung von zwei Buckeln kommen, weil der obere Rand der Implantate durch den Muskel hindurch sichtbar wird und die abgeschlaffte Brust nunmehr weiter unten liegt („Double-Bubble-Kontur"). Deswegen platziere ich bei einer Augmentationsmastopexie fast immer über dem Brustmuskel.

**Asymmetrie, Lageveränderung, Rotation**
Die exakte Platzierung der Implantate im gleichen Abstand von der Mittellinie einerseits sowie auf gleicher Höhe andererseits ist eher schwierig. Deswegen setze ich meine Patientinnen grundsätzlich während der Operation auf, um die Position bei aufrechtem Oberkörper zu überprüfen, und beende die Operation mit einem Tape-Verband, der ein Verrutschen der Implantate weitestgehend verhindert. Trotzdem gelingt eine exakte Symmetrie oft nur annähernd: Wenn man nach einem Jahr genau hinschaut, besteht häufig ein kleiner Unterschied in der Position der Implantate.

Wenn der Unterschied störend ist, kann ohne Operation eine Korrektur leider nicht erreicht werden. Dasselbe gilt auch für ungewünschte Drehungen der anatomischen Implantate, die natürlich deutlich sichtbar sind (der einzige Nachteil gegenüber den runden Implantaten, bei denen dieses Problem verständlicherweise inexistent ist). Wenn also nach einiger Zeit eine gewisse Ungleichheit sichtbar wird, ist das zumeist schicksalhaft und seltener eine Schlamperei des Chirurgen, außer der Unterschied ist wirklich gravierend. In jedem Fall biete ich die Korrektur mit minimalen Kosten an (kein OP-Honorar, lediglich Spitals- und Anästhesie-Kosten).

## 3. AUGMENTATIONSMASTOPEXIE MIT EIGENFETT

**Komplikationen durch die Fettentnahme**
Die Komplikationen bei der Fettentnahme sind bei Eingriffen geringen Umfangs (30–50 ml) zu vernachlässigen. Prinzipiell entspricht die Fettentnahme der Eigenfetttransplantation einer konventionellen Fettabsaugung (siehe Band 1 der Enzyklopaedia Aesthetica), daher können theoretisch alle Komplikationen dieser Methode der Fettabsaugung auftreten. Da aber die Fettentnahme bei der Eigenfetttransplantation mit besonders dünnen Kanülen und besonders schonend erfolgen soll, kann nur dann von einem nennenswerten Komplikationsrisiko gesprochen werden, wenn auch soviel Fett wie bei einer üblichen Fettabsaugung entnommen wird. Dies kommt jedoch praktisch nie vor, weil auch bei Brustvergrößerungen mit Eigenfett kaum mehr als 1.000 ml Fett entfernt werden, eine Fettmenge, die deutlich unter der durchschnittlichen Absaugmenge einer Fettabsaugung liegt. Der Vollständigkeit halber sollen sie hier dennoch kurz erwähnt werden: Hämatome, Schwellungen, gefühllose Areale, Schmerzen, Serome sowie extrem selten Schock und Fettembolie.

**Fettnekrosen (Ölzysten)**
Wird eine Bruststraffung mit gleichzeitiger Vergrößerung mit Eigenfetttransplantation durchgeführt, kann Fettgewebe absterben (Fettnekrosen), und es bilden sich Ölzysten. Diese können entweder so verbleiben, oder sie verkalken mit der Zeit. Radiologen sind durchaus imstande, Verkalkungsherde nach einer Augmentationsmastopexie mit Eigenfett vom gefürchteten Mikrokalk (typisches Zeichen für Brustkrebs) zu unterscheiden.

**Schwellungen**
Durch das Einbringen des Fetts in den Körper wird eine mehr oder weniger große Verletzung verursacht. Gemeinsam mit dem Volumenzuwachs kommt es in der Empfängerregion zu einer Schwellung. Schwellungen sind nach Eigenfetttransplantationen weniger als Komplikation sondern als normale Begleiterscheinung zu werten. Durch einfaches Zuwarten verschwinden Schwellungen immer, man kann aber versuchen, mit Medikamenten entgegenzuwirken.

**Knötchen / Wülste**
Auch bei der Eigenfetttransplantation können Knötchen oder Wülste entstehen, wenn es nicht gelingt, das transferierte Gewebe gleichmäßig zu verteilen oder wenn es sich schwerkraftbedingt unvorteilhaft sammelt. Die modernen Techniken lassen diese Komplikation in geübter Hand immer seltener werden. Korrekturen sind durch vorsichtiges Absaugen des Überschusses oder durch Injizieren eines fettauflösenden Medikaments möglich.

# IX KURZ UND BÜNDIG

ZUSAMMENFASSUNG

# IX  Kurz & bündig

**1. BRUSTSTRAFFUNG ALLGEMEIN**

Bis zu Beginn des 20. Jahrhunderts wurden lediglich Brustverkleinerungen durchgeführt. Erst 1897 erfolgte die erste Bruststraffung, als Alfred Pousson eine Brustverkleinerung mit einer gleichzeitigen Straffung kombinierte.

Neben der biologischen Funktion des Stillens hat die weibliche Brust auch eine starke erotische Bedeutung. Die meisten weiblichen Säugetiere haben im Verhältnis zu ihren männlichen Artgenossen wesentlich weniger ausgeprägte Brüste als Frauen.

Aus praktischen Gründen hat man die Brust in vier Abschnitte – „Quadranten" – unterteilt: einen oberen äußeren und einen oberen inneren Quadranten, sowie einen unteren äußeren und einen unteren inneren Quadranten.

Im medizinischen Fachjargon werden Brustwarze und Warzenhof unter „MAK" (Mammillen-Areola-Komplex) zusammengefasst.

Bei einer Bruststraffung kann die Stillfähigkeit regelhaft und die Sensibilität der Brustwarzen nahezu immer erhalten werden.

Es gibt zahlreiche Varianten des Hautschnitts, die sich in ihrer Länge und Position wesentlich voneinander unterscheiden. Die am häufigsten eingesetzte Schnitttechnik hinterlässt eine T-förmige Narbe.

In den letzten 20 Jahren wurden neue Techniken entwickelt, die darauf abzielen, das Wiederabsinken der Brust durch die Bildung eines „inneren BH" (Dermissuspension) zu verhindern. Mit der Bildung der Dermissuspension wird das Brustgewebe innen aufgehängt, weshalb man von einem „inneren BH" spricht.

Eine Bruststraffung wird immer in Vollnarkose (Allgemeinanästhesie) durchgeführt und sollte grundsätzlich in einem ISO-zertifizierten Operationssaal eines Krankenhauses stattfinden.

Eine Bruststraffung dauert je nach Ausmaß des Hautüberschusses zwischen 1 und 2½ Stunden. Eine Augmentationsmastopexie dauert ca. 30–60 Minuten länger. Die Patientin verlässt das Spital in der Regel ein bis zwei Tage nach dem Eingriff.

Medizinische Komplikationen wie Nachblutungen und Infektionen sind bei der Bruststraffung bei korrekter Durchführung selten. Zu Nekrosen und Wundheilungsstörungen kommt es ebenfalls sehr selten. Treten sie dennoch auf, gilt es abzuwarten, bis die sekundäre Wundheilung abgeschlossen ist. Je nach Ausmaß sind die Folgen operativ nicht einfach zu korrigieren.

Ergebnisbezogene Komplikationen betreffen in erster Linie Asymmetrien, eine unschöne Form der Brust, ein neuerliches Absinken der Brust, Verziehungen des MAK oder das Bottoming-Out.

Nach einer Bruststraffung sollte für die Dauer von vier Wochen Tag und Nacht ein Stütz-BH getragen werden, um die operierte Brust möglichst schonend abheilen zu lassen.

Die Langzeitergebnisse nach Bruststraffungen können sehr unterschiedlich ausfallen. Abhängig vom Gewicht des verbleibenden Gewebes und den individuellen Bindegewebeeigenschaften wird die Brust mit der Zeit mehr oder weniger absinken. Eine korrigierende neuerliche Straffung ist jederzeit möglich.

Bereits geringe Gewichtsschwankungen (3–4 kg) können die Größe der Brust und damit das Ergebnis einer Bruststraffung deutlich beeinflussen, daher sollte eine Bruststraffung erst bei einem haltbaren Wohlfühlgewicht und idealerweise nach Abschluss der Familienplanung durchgeführt werden. Die Kosten für eine Bruststraffung werden in Österreich nur in seltensten Ausnahmefällen von den Sozialversicherungsträgern übernommen.

Eine Augmentationsmastopexie kann entweder mit Silikon-Implantaten oder mit Eigenfett durchgeführt werden.

## 2. AUGMENTATIONSMASTOPEXIE MIT SILIKON-IMPLANTATEN

Eine Bruststraffung kann mit einer gleichzeitigen Brustvergrößerung mit Implantaten kombiniert werden, in diesem Fall spricht man von einer „Augmentationsmastopexie".

Derzeit gibt es silikongelgefüllte und mit Kochsalzlösung gefüllte Implantate. Silikongel gibt es in flüssiger und in kohäsiver (fester) Form.

Silikongelgefüllte Implantate weisen die natürlichste Konsistenz auf. Es gibt keinen medizinischen Grund, Augmentationsmastopexien nicht mit silikongelgefüllten Implantaten durchzuführen.

Implantate mit Kochsalzlösung schwabbeln und fühlen sich vergleichsweise unnatürlich an.

Moderne Implantate haben keine begrenzte Haltbarkeit. Die meisten Hersteller gewährleisten eine lebenslange Garantie.

Moderne Implantate (anatomische gleichermaßen wie runde) können durch unterschiedliche Projektion (Höhendurchmesser) bei identen Ausmaßen unterschiedliche Volumina aufweisen. Dadurch können kleine und mittlere Größenunterschiede bei einer Augmentationsmastopexie unauffällig ausgeglichen werden.

Es gibt Implantate mit glatter oder texturierter (rauer) Oberfläche. Es ist nicht eindeutig bewiesen, welche Oberfläche die geringste Kapselfibroserate aufweist. Wer „auf Nummer sicher" gehen will, verwendet Implantate mit texturierter Silikonhülle.

Weder die Silikonhülle noch das Silikongel provozieren irgendeine Form von Krebs. Nach dem heutigen Stand der Wissenschaft gibt es daher keinen Grund, Augmentationsmastopexien nicht mit silikongelgefüllten Implantaten durchzuführen.

Um bei der Augmentationsmastopexie ein natürliches Ergebnis zu erzielen, muss das Implantat allseits von einem Weichteilmantel umgeben sein, damit die Kanten nicht sichtbar sind.

Wenn die vorhandene Brust im Verhältnis zum Implantat eher groß ist (gleich groß oder größer), beeinflusst die Form des Implantates die Form der Brust nicht. Daher sind in diesen Fällen keine anatomischen Implantate notwendig.

Die Verwendung anatomischer tropfenförmiger Implantate ist vor allem bei sehr kleinen Brüsten angebracht, weil sie aufgrund variabler Längs- und Querdurchmesser entsprechend den individuellen anatomischen Voraussetzungen der vorhandenen Brust ausgewählt werden können.

Brustimplantate können über, unter oder halb über / halb unter dem Brustmuskel platziert werden.

Die Platzierung der Implantate über dem Brustmuskel ist die natürlichste, weil die Implantate die altersbedingte Lageveränderung der Brust mitmachen. Wenn zur Ummantelung des Implantates nicht genügend Brustgewebe vorhanden ist, muss das Implantat unter oder halb unter den Brustmuskel gelegt werden, der die Umhüllung des Implantates übernimmt.

Wer eine Augmentationsmastopexie möchte, sollte sich keine Billigprodukte einsetzen lassen und die Auswahl der Implantate mit dem Operateur besprechen können.

Die Implantatwahl darf nicht nach ökonomischen Überlegungen getroffen werden, die Qualität hat absoluten Vorrang! Jeder Patientin sollte ein Implantatpass ausgestellt werden.

### 3. AUGMENTATIONSMASTOPEXIE MIT EIGENFETT

Eine Bruststraffung kann mit einer gleichzeitigen Brustvergrößerung mit Eigenfett kombiniert werden, in diesem Fall spricht man von einer „Augmentationsmastopexie".

Eigenfett kann grundsätzlich in alle Körperregionen eingebracht werden, um eine ästhetische Formkorrektur zu erzielen. Abgesehen von Gesicht und Brust wird Eigenfett vor allem in folgende Körperregionen eingebracht: Hände, Gesäß, äußere Schamlippen und Penis.

Die ästhetische Brustvergrößerung mit Eigenfett wurde 1989 für medizinisch ungeeignet erklärt und nach einigen Jahren intensiver Forschung 2003 wieder als geeignet anerkannt.

Derzeit ist bei einer Brustvergrößerung mit Eigenfetttransplantation im Zuge einer Sitzung ein Volumenzuwachs von etwa 150 – 250 ml / Brust möglich.

2001 wurde erstmals das Vorhandensein von Stammzellen im Fettgewebe, sog. ADSC (adipose derived stem cells), beschrieben. ADSC verfügen über außergewöhnliche biologische Eigenschaften und werden erfolgreich in der Ästhetischen und Rekonstruktiven Chirurgie eingesetzt.

Die medizinischen Risiken der Eigenfetttransplantation sind minimal, unbefriedigende Ergebnisse (zu wenig oder ungleich viel eingeheilt) können leicht korrigiert werden. Die Langzeitergebnisse sind ausgezeichnet.

# X HISTO- RISCHER STREIFZUG

KLEINE ZEITREISE DURCH DIE ENTWICKLUNGSGESCHICHTE
DER SCHÖNHEITSCHIRURGIE

# KLEINE ZEITREISE DURCH DIE ENTWICKLUNGSGESCHICHTE DER SCHÖNHEITSCHIRURGIE

**EINLEITUNG**

Wenn von ästhetischer Chirurgie oder gemeinsprachlich von Schönheitschirurgie die Rede ist, folgen als erste Assoziationen für gewöhnlich Brustvergrößerung, Face-Lifting oder Fettabsaugung. Nicht selten erfahren Eingriffe dieser Art eine indirekte Bewertung: „Ich würde mich nie freiwillig unters Messer legen", „Man muss sich akzeptieren, wie man ist", „Ich möchte ja nicht aussehen wie Pamela Anderson" … Wenn von einer operativen Korrektur abstehender Ohren, Schlupflidern oder Fettschürzen nach Schwangerschaft oder Gewichtsabnahme gesprochen wird, ist die Reaktion schon zunehmend verständnisvoller und die gesellschaftliche Akzeptanz bedeutend größer. „Der Kleine wird wegen seiner Segelohren in der Schule schlimm gehänselt", „Die Schlupflider waren schon so stark ausgeprägt, dass er beim Autofahren Sichtprobleme hatte", „Jetzt hat die Arme endlich abgenommen, aber die Haut ist einfach schon zu stark gedehnt" …

Es erfolgt eine gesellschaftliche Unterteilung in rekonstruktive und ästhetische Eingriffe. Also in Operationen, die der „reinen Schönheit" dienen und solchen, die wiederherstellende Funktion haben. Ohrkorrekturen oder Bauchdeckenstraffungen haben gesellschaftlich „rekonstruktiven" Charakter, Lippen- oder Brustvergrößerung nach wie vor rein „ästhetischen". Medizinisch-technisch gibt es heutzutage zwar eine ganz eindeutige Einteilung, und eine Bauchdeckenstraffung ist ebenso ein ästhetischer Eingriff wie eine Brustvergrößerung, nur hat er soziokulturell eine andere Bedeutung.

Wie der nachfolgende geschichtliche Abriss verdeutlichen soll, waren die Grenzen zwischen „Wiederherstellungschirurgie" und „Schönheitschirurgie" immer schon vage und verschwommen. Was Mitte des 19. Jahrhunderts noch als „ästhetisch" gesehen wurde, war Anfang des 20. Jahrhunderts plötzlich „rekonstruktiv" oder umgekehrt. Nicht minder umstritten war der Beruf des Plastischen Chirurgen, der lange Zeit in der Medizin nicht anerkannt war.

Anders als bei einem Überblick zur Entwicklungsgeschichte der Herz-Thorax-Chirurgie ist die Vergangenheit der ästhetischen Chirurgie eng mit den jeweils geltenden gesellschaftlichen Körperidealen verbunden, die wiederum auf den jeweils herrschenden Ideologien basieren. Das Schöne war immer zugleich das Gesunde und auch das Gute, das Hässliche stand gleichzeitig anhaltend für das Kranke und das Böse.

Die Motive, den eigenen Körper operativen Korrekturen zu unterziehen, waren im Zuge der Geschichte unterschiedlich gelagert und hatten in erster Linie mit befürchteter Ausgrenzung zu tun. Krankheit in ihrer moralischen Dimension und Rassendenken stellen zwei Schwerpunkte in der Angst vor Ausgrenzung dar. Wer aufgrund seines Äußeren stigmatisiert war, hegte klarerweise den Wunsch „unsichtbar" im Sinne von „nicht länger ausgegrenzt" wahrgenommen zu werden. Man wollte „sichtbar" im Sinne von „dazugehörig" sein. Es ging also weniger darum „schön" zu sein. Keine „jüdische" oder „irische" Nase mehr zu haben bedeutete für viele Betroffenen nicht nur nicht länger marginalisiert zu sein, sondern sehr oft eine Chance auf bessere Arbeit zu haben.

Generell spielt die Nase in der Geschichte der ästhetischen Chirurgie eine wichtige Rolle, weshalb sich auch ein geschichtlicher Streifzug am Beispiel der Nase sehr gut dazu eignet, die diversen historischen „Großkapitel" zu umreißen. In der westlichen Welt ist das Gesicht neben den Händen das einzige „unbekleidete" Körperteil, und die Nase bildet quasi das Zentrum des Gesichts. Verständlich, dass gerade dieses Körperteil stark ideologisch besetzt war.

In der Auseinandersetzung mit der Thematik trifft man insbesondere auf Sander L. Gilman, „Distinguished Professor" für Geisteswissenschaften an der Emory University in Atlanta, der mit „Making the Body Beautiful" (1999, Princeton University Press) und „Creating Beauty to Cure the Soul" (1998, Duke University Press) zwei wunderbare Bücher geschrieben hat, aus denen ich mein Wissen beziehe.

Das Ziel des nachfolgenden geschichtlichen Bogens ist es, einen ersten Eindruck über die Komplexität des Themas zu vermitteln sowie einen Basisüberblick zu gewährleisten. Einem Anspruch auf Vollständigkeit kann bei dieser Textlänge verständlicherweise nicht Rechnung getragen werden.

### LANDMARKS

- **1597**: erste nachgewiesene & illustrierte Nasenkorrektur
- **1846**: Einführung der Anästhesie (Schmerzfreiheit)
- **1867**: Einführung der Antisepsis (Keimfreiheit bei der Operation)
- **1887**: erste Nasenkorrektur ohne äußere Narben
- **1897**: erste Brustverkleinerung
- **1899**: erste Bauchdeckenstraffung
- **1901**: erste Gesichtsstraffung (Face-Lift)
- **1906**: erste Augenlidstraffung
- **1920**: erste Fettunterspritzungen
- **1920**: erste operative Geschlechtsumwandlung
- **1929**: erste dokumentierte Fettabsaugung
- **1962**: erste Brustvergrößerung mit Silikonkissen, die mit Kochsalzlösung gefüllt waren
- **1973**: erstes modernes Face-Lift (SMAS-Lift)
- **1982**: erste moderne Fettabsaugung mit stumpfen Kanülen

## KLEINE ZEITREISE DURCH DIE ENTWICKLUNGSGESCHICHTE DER SCHÖNHEITSCHIRURGIE

Historisch gesehen gab und gibt es keine Gesellschaft, die nicht auf irgendeine Art und Weise versuchte, das Erscheinungsbild des Körpers zu verbessern. Bis in die frühe Neuzeit waren Eingriffe fast immer religiös motiviert (z. B. Praktiken der Tätowierung oder der Beschneidung) – auch die Medizin folgte vor allem rituellen Regeln.

Im Wesentlichen lässt sich die Geschichte der ästhetischen Chirurgie in die Zeit vor und nach der Entdeckung von Schmerzbetäubung (Anästhesie) im Jahre 1846 und Keimfreiheit (Antisepsis) im Jahre 1867 unterteilen. Unterzog man sich vor Mitte des 19. Jahrhunderts einem chirurgischen Eingriff, waren die damit verbundenen Risiken und auch das Schmerzausmaß schier unvorstellbar. Verständlich, dass man nur in zwingend notwendigen Fällen eine Operation in Betracht zog.

### Anfänge in Indien

Ihren Anfang findet die Plastische Chirurgie in Indien. Aber auch China, Ägypten und dessen Erben Byzanz, Griechenland und auch das Römische Kaiserreich bedienten sich lange vor der Renaissance therapeutischer Methoden zur Rekonstruktion verletzter Körperteile. Vor allem aber der Nase galt seit jeher ein besonderes Interesse, und so nimmt die Nasenkorrektur (Rhinoplastik) einen zentralen Bereich im historischen Abriss der plastischen Chirurgie bis weit in die Moderne ein.

Der Inder **Sushruta** [4.–5. Jh. v. Chr.] gilt als Vater der plastischen Chirurgie. Er führte eine ganze Reihe unterschiedlicher Operationen durch, so z. B. Nasenkorrekturen, Blasensteinentfernungen, Augenoperationen, Kaiserschnitte, Knochenverpflanzungen u.v.m.

Sushutra dokumentierte die gesamte damalige Chirurgie, die bis zu diesem Zeitpunkt lediglich mündlich überliefert wurde (Sushutra Samihita). Er beschrieb die Nasenrekonstruktion mit einem Wangenlappen, eine Methode, die nach Sushruta mit dem Stirnlappen verbessert wurde. Noch heute versteht man darunter die indische Nasenrekonstruktionstechnik.

Die Notwendigkeit für derartige Eingriffe begründete sich entweder in Krankheit (Skorfula, Frambösie, Syphilis), angeborenen Missbildungen oder Kriegsverletzungen. Es war zudem üblich Kriegsgefangene, Diebe oder Verbrecher nicht zu töten, sondern ihnen Nasen, Ohren oder Arme abzuhacken. Wer nicht stigmatisiert sein wollte, brauchte eine neue Nase.

### Von den Pharaonen bis zur Renaissance

Auch der römische Enzyklopädist **Aulus Cornelius Celsus** [1. Jh. n. Chr.] beschrieb in seinen Aufzeichnungen erstaunliche Einzelheiten über Operationen an Nasen, Lippen und Augenlidern.

Spätestens in der Renaissance [1400–1600] hatte sich die Medizin von der Religion und ihrem rituellen Charakter abgekoppelt und ist Technik geworden. Medizinisch-technisch wäre vieles schon machbar gewesen, die Kirche war allerdings dagegen, denn Eitelkeit galt in der christlichen, besonders in der katholischen Theologie als „Hauptsünde". Die Sorge um die eigene Attraktivität lenke den Menschen vom Denken an Gott ab. Die sieben Todsünden betreffend fällt Eitelkeit unter die Todsünde „Hochmut".

**Das Gift auf Amors Pfeil – die Syphilis**
Mit Ende des 15. Jh./Anfang 16. Jh. wurde Europa von einer Syphilisepidemie heimgesucht. Eine der Folgen von Syphilis als sexuell übertragbarer Krankheit war das Zersetzen der Nasenscheidewand (eingefallene Nase), den Betroffenen stand ergo die Sünde mitten ins Gesicht geschrieben. Diesen Makel wollte man klarerweise loswerden.

Krankheit und Gesundheit waren zur damaligen Zeit moralische Kategorien. Krankheit galt nicht nur als unschön, sondern auch als unmoralisch und umgekehrt war das Schöne auch immer das Gesunde und das Moralische. Die katholische Kirche konnte zur damaligen Zeit nicht erlauben, dass Syphilisnasen operiert wurden, denn eine Erlaubnis hätte die moralischen Kategorien durcheinandergebracht. Das Stigma (im Falle der Syphilisepidemie hauptsächlich die Nase) wurde als gerechte Strafe Gottes ausgelegt, die man nicht „maskieren" durfte.

Das Moment der Sichtbarkeit war entscheidend. Sobald man die Möglichkeit hatte, die Nase zu operieren, tat man es. Die Ergebnisse sind aus heutiger Sicht zweifellos nicht sehr überzeugend, sie sahen nicht wie Nasen aus. Trotzdem aber besser als keine Nase zu haben.

Das Beispiel der Syphilisepidemie zeigt, dass die Grenze zwischen notwendig und unnötig, zwischen erlaubt und nicht erlaubt immer ideologisch begründet ist.

Seither wurde eine Unterscheidung zwischen chirurgisch notwendigen Eingriffen, weil sie sich auf die Funktion des Körpers beziehen und chirurgisch unnötigen Eingriffen, weil sie „nur" den Körper verschönern, getroffen.

**Das Mittelalter**
Gaspare Tagliacozzi [1554–1590], Chirurgieprofessor an der Universität von Bologna, übernahm die Methode von Antonio Branca, der erstmals neben der indischen Methode zur Nasenrekonstruktion (Stirnlappen), den Oberarm zur Bildung einer Nase heranzog [um 1450]. Der Hautlappen vom Oberarm, der die spätere Nase bilden sollte, wurde solange an der Entnahmestelle (und damit durchblutet) gelassen, bis er an der neuen Stelle im Gesicht eingeheilt war. Notwendig dazu war eine komplizierte und für den Patienten unbequeme Konstruktion aus Schienen und Verbänden. Nach etwa sechs Eingriffen verfügte der Patient wieder über eine rudimentäre Nase.

Tagliacozzis Leistung bestand nicht nur darin, die Methode des gestielten Armlappens (Distanzlappen) zur Nasenrekonstruktion zu veröffentlichen, sondern auch darin, den Begriff der Gesundheit auf die menschliche Psyche zu erweitern. Eine Rekonstruktion der Nase mache den Betroffenen glücklich und somit gesünder. Die Aufgabe und Tätigkeit eines Chirurgen beschrieb er wie folgt: „Wir bauen auf und stellen wieder her und machen ganze Teile des Gesichts, die die Natur gegeben und das Schicksal fortgenommen hat, nicht nur zur Freude des Auges, sondern um den Geist aufzurichten und der Seele des Betroffenen zu helfen."

Gaspare Tagliacozzi traf ferner eine Unterteilung in „chirurgia curatorum per inistionem" (heilende Chirurgie durch Verpflanzung) und „chirurgia decoratoria" (verschönernde Chirurgie). Damit waren recht früh die beiden Kategorien „Wiederherstellungschirurgie" und „Schönheitschirurgie" geschaffen, deren Trennung bis heute problematisch geblieben ist.

Mit seinen Schriften legte er den Grundstein der plastischen Chirurgie in Europa. Er selbst allerdings stand in ständigem Kampf mit der katholischen Kirche, deren Standpunkt es war, dass Verstümmelungen gottgewollt seien. Tagliacozzis Technik geriet mit seinem Tod 1599 für knapp 200 Jahre in Vergessenheit.

**Auf dem Weg zur „Rhinoplastik"**
1815 führte Joseph Constantine Carpue [1764–1846] die indische Methode zur Nasenrekonstruktion in die englische medizinische Praxis ein. Carpue präsentierte seine Methode als medizinisch seriös und geeignet für moralisch wertvolle Individuen, wie beispielsweise die Helden der napoleonischen Kriege. Mit der Maskierung der Konsequenzen unmoralischen Handelns wollte er nichts zu tun haben (damit spielte er ganz klar auf die an Syphilis erkrankten bzw. an angeborener Syphilis leidenden Menschen an). Autoren dieser Zeit, zumeist selbst Chirurgen, wehrten sich gegen den Vorwurf unmoralischen Handelns dahin gehend, dass sie die von ihnen durchgeführten Operationen als rekonstruktive und nicht als ästhetische Eingriffe definierten. Die Rekonstruktion von Kriegsverletzungen wurde

seitens der damaligen Gesellschaft und ihrer moralischen Werte nicht verurteilt.

In Deutschland beschäftigte sich der Chirurg Carl Ferdinand von Graefe [1787–1840] mit dem Thema Nasenrekonstruktion. 1818 veröffentlichte er nach mehr als 220 Jahren das erste Lehrbuch der plastischen Chirurgie. Der vollständige Titel seiner Monografie lautet: „Rhinoplastik; oder, Die Kunst den Verlust der Nase organisch zu ersetzen, in ihren früheren Verhältnissen erforscht und durch neue Verfahrungsweisen zur höheren Vollkommenheit gefördert". Daraufhin etablierte sich auch die Bezeichnung Rhinoplastik für rekonstruktive Nasenoperationen. In seinem Buch beschreibt er die indische und die italienische sowie eigene Abänderungen der Nasenrekonstruktion. Er gründete eine eigene „Schule" an der Berliner Charité.

Graefe war der Meinung, dass die moderne Gesellschaft das Leid, das Patienten ohne Nase gezwungen waren zu ertragen, verstand. Nach mehreren Jahrhunderten brachte die Gesellschaft das erste Mal ehrlich gemeintes Verständnis für den individuellen Patienten und sein Dilemma auf.

Durch die klassische Namensgebung etablierte Graefe die Rhinoplastik als einen ernst zu nehmenden Bereich der modernen Chirurgie. Die neue Namensgebung schlug darüber hinaus das Bilden einer neuen Nase als medizinisches und nicht als moralisches Problem vor.

Kurz nach Graefe wurden Nasenrekonstruktionen in Frankreich (Duypuytren, Delpech, Liisranc, Labat, Serre), Italien (Signorini, Baroni, Riberi), England (Hutchinson, Syme), Russland (Höfft und Dybeck), Amerika (Warren) und in Deutschland (Beck, Bürger, Heidenreich und Zeiss) nachgeahmt.

Julius von Szymanowski [1829–1868], ebenso ein plastischer Chirurg, erhob die Statistik, dass von insgesamt 243 dokumentierten Nasenrekonstruktionen im Jahre 1857, 125 in Deutschland, 39 in Russland, 34 in Frankreich, 21 in Großbritannien, 12 in Italien, drei in der Schweiz, zwei in Belgien, vier in Amerika und drei in Asien durchgeführt wurden.

Der Berliner Arzt Johann Friedrich Dieffenbach [1792–1847] war Schüler von Graefe und beherrschte die italienische wie auch die indische Methode der Nasenrekonstruktion und führte eine große Anzahl von Operationen erfolgreich durch. Aufgrund der ausgedehnten äußeren Hautschnitte verblieben jedoch sichtbare Narben.

Dieffenbach schreibt 1890 in seinem Werk „Chirurgische Erfahrungen besonders über die Wiederherstellung zerstörter Teile des menschlichen Körpers nach neuen Methoden": „Ein Blinder erregt Mitleid, aber ein Mensch ohne Nase Abscheu und Entsetzen. Und dazu ist die Welt noch gewohnt, diese unglückliche Entstellung als eine gerechte Strafe zu betrachten. Es ist überhaupt die Einteilung der Krankheiten oder vielmehr ihrer Folgezustände, in Verschuldete oder Unverschuldete höchst sonderbar. Der Unglückliche, welcher die Nase verloren hat, findet kein Mitleid, am wenigsten bei Frömmlern, Homöopathen und Heuchlern. Es wird von der Welt nicht weiter untersucht, ob die Nase verloren ging, weil ein Balken darauf fiel, oder ein Skrofeln oder die Syphilis sie zerstörte."

Die syphilitische Nase nimmt einen bedeutenden Platz in der europäischen Kulturgeschichte ein und kann als das herausragende Symbol für das Unreine, das Minderwertige und das Nichterwünschte angeführt werden. Das Entstehen eines neuen Stigmas, nämlich dem der Rasse, löste gegen Mitte/Ende 18. Jh./Anfang 19. Jh. das Stigma der Krankheit (v.a. der Syphilis) ab. Der symbolische Lokus einer zu kleinen Nase wurde infolge untrennbar mit Rasse verbunden.

**Das Stigma der Rasse**
Der „Durchbruch" der ästhetischen Chirurgie, bzw. die moderne Epoche der ästhetischen Chirurgie kann mit dem 19. Jahrhundert datiert werden. Das Bewusstsein, dass man nicht von Gott, der Kirche oder einer Nation bestimmt oder definiert ist, kommt zunächst in der Renaissance auf, in der Aufklärung setzte sich dieses Bewusstsein dann durch.

Die Aufklärung hatte das Verhältnis des Menschen zum Körper neu bestimmt. Der Mensch nahm sich nicht mehr als alleinig zum Kollektiv gehörend wahr, sondern als Individuum, dessen Leben nicht von vornherein für immer und ewig bestimmt war. Die Idee, dass man über sich selbst bestimmen kann, also autonom ist, setzte sich durch. „Ich muss nicht mehr leiden, nur weil mich Gott so geschaffen hat", wurde im Zusammenhang mit der ästhetischen Chirurgie der springende Gedanke. Das Bewusstsein der Autonomie ist die Voraussetzung zur Etablierung der ästhetischen Chirurgie. Zudem verringerte die Erfindung der modernen Anästhesie (Schmerzbetäubung) 1846 und Antisepsis (Keimfreiheit bei der Operation) 1867 Schmerzen und Infektionsgefahr in wesentlichem Ausmaß.

Hinzu kommt, dass infolge des Kolonialismus ein neues Stigma in der Gesellschaft entstanden war – das Stigma der Rasse. Auch die Vorstufen der ästhetischen Chirurgie wurden zum Zwecke herrschender politischer Ideologien instrumentalisiert:

Im 18. und 19. Jahrhundert existierte die Vorstellung, dass die Rasse am Körper ablesbar ist. Rassenideologisch kann gesagt werden, dass die äußeren Merkmale die Seele widerspiegeln. D.h., der Rassismus nutzte die kleinen Unterschiede der Physiognomie als „Beweise" für eine bestimmte „Rassenzugehörigkeit" und behauptete zudem, dass eine pathologische „Rassen-Seele" am Körper ablesbar sei.

Bereits im 18. Jahrhundert wurde begonnen, Unterschiede zwischen den Rassen zu definieren. Zwischen Schwarzen und Weißen, Juden und Nicht-Juden. Zu Objekten der rassischen Physiognomie wurden nicht nur Schwarze oder Juden, sondern auch die sog. „Hottentotten". In Amerika wurden so die Neueinwanderer aus Irland bezeichnet, deren „zu kleine, flache, kurze" Nasen als Zeichen ihrer Minderwertigkeit galten, weil damit die Nase angeborener Syphilis assoziiert wurde.

Gerade weil durch die Aufklärung die Gesellschaft durchlässiger geworden war, brauchte man jetzt Begründungen dafür, weshalb einer Sklave oder Herr war, wer dazugehörte und wer nicht. Diese Begründung wurde im Visuellen gesucht. Die Schwarzen wurden als die Sklaven gesehen, die Weißen als die Herren – das war noch einfach, vor allem weil man davon ausging, dass niemand zwischen den Rassen stehen konnte. Die Juden waren nicht so leicht zu erkennen. Sie hatten sich assimiliert und arbeiteten in bürgerlichen Berufen (spezifische Kleidung und Schläfenlocken waren selten geworden). Und so haben Anthropologen Anfang des 19. Jahrhunderts plötzlich von der jüdischen Nase als Rassenmerkmal

gesprochen. Vermutlich in Anlehnung an die syphilitischen Nasen, die das Erkennungsmerkmal Nase von Außenseitern in den Bildschatz vorgeschlagen hatten. Das Stigma war also wieder die Nase, thronend in der Mitte des Gesichts sichtbar. Dass derartige Rassenmodelle nicht funktionierten, ist in Wirklichkeit klar, denn würden Juden tatsächlich anders aussehen als Nicht-Juden, hätten z.B. die Nationalsozialisten keinen gelben Stern als Erkennungsmerkmal gebraucht; dasselbe gilt für Schwarz und Weiß mit all den unzähligen Abstufungen dazwischen. Dennoch haben nach dem Bürgerkrieg in den Vereinigten Staaten, also nach 1865, hellhäutige Schwarze angefangen, ihre „zu platten" Nasen operieren zu lassen, um als Weiße durchzugehen – ähnlich wie später nach der Einführung der Apartheid in Südafrika. Analog dazu haben Juden in Deutschland Ende des 19. Jahrhunderts ihre Nasen verkleinern lassen, um als Nichtjuden zu erscheinen und so ihren sozialen Status zu verbessern.

Es ging nicht darum, schön zu sein, sondern darum, eine bessere Arbeit zu bekommen. Die ästhetische Chirurgie bot den Opfern des Rassismus die Möglichkeit, ihre signifikanten Körperteile wie Nasen oder Ohren zu ändern und „unsichtbar" zu werden.

### Physiognomische Irrungen
Der holländische Anatom Petrus Camper [1722–1789], Anatomielehrer an der Amsterdamer Zeichenakademie, „erfand" den sog. Nasenindex und den Gesichtswinkel. Sein Werk „Über den natürlichen Unterschied der Gesichtszüge" wurde von seinem Sohn Adrien posthum 1792 herausgegeben.

Camper demonstrierte an Lebewesen unterschiedlichen Alters und unterschiedlicher Rassen, wie verschieden dieser Winkel ausfällt. Beim Affen ist er besonders spitz, bei Afrikanern weniger, bei Europäern bildet er eine senkrechte Linie, beim Apoll vom Belvedere einen stumpfen Winkel.

Camper stellte mit seiner Arbeit – letztlich von ihm unbeabsichtigt – ein rassentheoretisches Modell bereit, das im weiteren Verlauf des 19. Jahrhunderts zur Diffamierung vor allem der Afrikaner als affenähnlich zunehmend missbraucht wurde, weil es problemlos in ein eurozentristisches Menschenbild passte, z.B. als Kampfinstrument gegen die Sklavenbefreiung.

Campers Gesichtswinkel wurde von vielen seiner Zeitgenossen und Nachfolger herangezogen. Auch heute noch wird der Gesichts- und Schädelvermessung in einem ästhetisch-symmetrischen Sinne nach wie vor Bedeutung beigemessen.

Neben Camper ist vor allem der Schweizer Johann Caspar Lavater [1741–1801] zu erwähnen, der die Physiognomik um eine Charakterlehre erweiterte. Die Physiognomik bildete demnach den einzigen Zugang zur Beurteilung des Wesens jedes Menschen. Dem Zeitgeist entsprechend fanden seine Physiognomischen Fragmente u.a. Anklang bei Goethe und Herder.

### Schwarze, jüdische und irische Nasen

Die Bedeutung der schwarzen Nase galt auch bald für die jüdische Nase, beide wurden als hässlich kategorisiert. Die Physiognomik der Juden wurde als näher zur afrikanischen als zur europäischen Physiognomik verstanden, die Juden galten als die schwarzen „Orientalen". Die Nase wurde zum abstrakten Rassenzeichen des Charakters und des Temperaments, die dem Juden und dem Afrikaner zugeschrieben wurden. In der Ethnologie des 19. Jahrhunderts wird die Annahme der engen rassischen Beziehung zwischen Juden und Afrikanern zum Klischee. Jüdische wie auch nicht-jüdische Anthropologen des Fin de Siècle schreiben über diese „Verbindungen" zwischen Juden und Schwarzen. Der Jude wird nicht nur infolge seiner Hautfarbe als „schwarz" eingestuft, sondern auch infolge physiognomischer Merkmale, wie eben die Form der Nase. Juden wurden im wahrsten Sinne des Wortes als „schwarz" angesehen.

Auch die irischen Einwanderer in Amerika wurden aufgrund ihrer Stupsnasen ausgegrenzt. Die Iren galten als dumm, ihr Charakter als schlecht, ihre Physiognomie als unterwürfig, außerdem sahen sie hundeähnlich aus, weshalb ihre Nase auch den Namen Boxernase („pug nose") bekam. Rassenanthropologen der 1880er kamen zu dem Schluss, dass Irland unmöglich ihr ursprüngliches Herkunftsland sein könne. Als schön galt in England die englische Nase und in den Vereinigten Staaten die deutsche Nase. Derartige physiognomische Klassifizierungen führten unter den Iren zu dem stark ausgeprägten Wunsch nicht irisch, sondern englisch oder deutsch auszusehen.

### Nasenkorrekturen ohne äußere Narben

1897 entwickelte der New Yorker Arzt John Orlando Roe [1849–1915] die Verkleinerung der Nase durch innere Schnitte. Dies war ein bedeutendes Novum in der ästhetischen Chirurgie. Er wählte als Zugang für die Nasenkorrektur die Nasenlöcher, wodurch keine sichtbaren Narben mehr entstanden. Keine sichtbaren Narben bedeutete, dass eine vorgenommene Operation gleichermaßen ungesehen blieb.

Roe unterteilte ferner die Nase in fünf Kategorien: die römische Nase, die griechische, die jüdische, die Stups- oder Boxernase sowie die Himmelfahrtsnase. Er selbst sah sich nicht nur als Arzt, sondern auch als Künstler, für ihn ging es nicht nur darum eine neue Nase zu formen, sondern auch die Psyche der Betroffenen zu heilen.

Roe führte eine große Anzahl von Nasenkorrekturen bei irischen Einwanderern durch und verhalf ihnen zu „amerikanischem" Aussehen. Durch die subkutane Operationsmethode fielen Narben weg, und seine neuen Amerikaner wurden un/sichtbar. Unsichtbar im Sinne von nicht länger ausgegrenzt und kategorisiert, sichtbar im Sinne von als „dazugehörig" wahrgenommen. Durch diese „Verwandlung" wurde das persönliche, seelische Glück der Betroffenen rehabilitiert.

In Berlin praktizierte in den 1890er Jahren Jacques Joseph [1865–1934], ein jüdischer Chirurg deutscher Abstammung. Selbst marginalisiert als Jude in einer in Deutschland zunehmend antisemitischen Zeit entwickelte er ein Verfahren, mit dem die Größe der „jüdischen" Nase reduziert und ihre charakteristische Form verändert werden konnte. Auch große Ohren mit fleischigen Ohrläppchen, die als „jüdische Ohren" bezeichnet wurden, wurden von Joseph korrigiert. Seinen jüdischen Landsleuten wurde so ermöglicht, in der Gesellschaft, in der sie lebten, unkenntlich zu werden.

Joseph führte in Berlin unabhängig von Roe in New York wenig später die genau gleiche Operation durch. 1904 entfernte er einen Nasenhöcker von innen, um äußere Vernarbungen zu vermeiden. In einem Abriss zur Nasenverkleinerung führte Joseph zum Seelenleben seiner Patienten aus: „Sie waren verlegen und gehemmt im Umgang mit ihren Mitmenschen (…) und hatten den dringenden Wunsch, in ihrem Verhalten froh und ungezwungen zu werden (...) Die operative Nasenverkleinerung (das ist meine feste Überzeugung) wird auch in Zukunft vielen Unglücklichen die Freude am Leben zurückgeben und, wenn diese Verunstaltung sie bisher an einer Karriere gehindert hat, ihnen die volle Ausnutzung ihrer Begabungen erst erlauben."

Die meisten Schönheitschirurgen der ersten Generation in Europa und Amerika waren selbst Marginalisierte: Juden, Frauen, Schwarze, Einwanderer. Diese Arbeit im Grenzgebiet der Medizin, in der Grauzone der sozialen Definition des Arztes, konnte sich nur leisten, wer ohnehin schon ausgegrenzt war. Denn diese Ärzte haben sich in einem heiklen Feld bewegt: Sie galten als diejenigen, die ohne medizinische Notwendigkeit und somit fast schon gegen den Hippokratischen Eid gearbeitet haben. Sie standen im Verdacht, nur ihre eigene Geldgier und die Eitelkeit ihrer Klientel befriedigen zu wollen.

**Körper, Seele und Ideologie**
Interessant ist ferner die Tatsache, dass ästhetische Chirurgie und Psychoanalyse im gleichen Zeitraum das Feld der Medizin betreten haben. Beide wurden von der etablierten Medizin geächtet. Der ästhetische Chirurg ist der Gegenentwurf zum Psychoanalytiker. Im späten 19. Jahrhundert begannen Wissenschafter, das Verhältnis zwischen Körper und Seele neu zu definieren. Sigmund Freud [1866–1939] vertrat die Auffassung, dass die Seele vollständig über den Körper herrsche und alle Krankheiten deshalb seelisch-geistigen Ursprungs seien. Während die Psychoanalyse also sagt, dass das Innere das Äußere bestimmt, argumentiert der ästhetische Chirurg genau umgekehrt, indem er behauptet, dass das Äußere, z.B. die Form der Nase, die Ursache der Unglücklichkeit des jeweiligen Menschen sei. Gilt also der Körper als krank und unschön, wird auch der Geist krank. Verbessert man den Körper, verbessert man auch den Geist.

Gemeinsames Ziel der Psychoanalyse sowie der ästhetischen Chirurgie war die Wiederherstellung bzw. die erstmalige Herstellung des individuellen Glücks. Dieses Ziel erinnert an die Aufklärung im 18. Jahrhundert, an die postulierte Wandelbarkeit der eigenen Identität. In beiden Fällen war allerdings die Hilfe eines Arztes erforderlich, und das widersprach dem anderen aufklärerischen Ideal,

dem der Autonomie des Subjekts und dessen Pflicht zur Selbstverantwortlichkeit.

Es kommt also nicht von ungefähr, dass die Olympischen Spiele 1896 wiederbelebt wurden. Es entstand damit die weltweite Kultur des Körpers. Verantwortung gegenüber dem eigenen Körper, ihn zu trainieren, ihn gesund zu ernähren, Herr über den eigenen Körper zu werden. Das waren die Anfänge der modernen Bodybuilding-Bewegung, die den antiken, muskulösen und ästhetischen Körper wiederentdeckten.

Neben der Vorstellung, dass der Einzelne seinen Körper und damit auch seinen Geist verbessern kann, entstand auch die Idee, die Rasse oder das Volk zu optimieren, damit ein „gesundes" Gemeinwesen entstand. Viele der frühen kosmetischen Chirurgen sind auch Eugeniker gewesen. Die Rechnung war wie folgt: Eine Schönheitsoperation ermöglicht es auch ursprünglich hässlichen Menschen, schönere Ehepartner zu finden und mit ihnen schönere Kinder zu zeugen, sodass die Hässlichkeit langfristig ausstirbt und damit auch die Gesellschaft verbessert wird. Das ist freilich pure Ideologie – Ideologie mit erheblichen politischen Folgen: Alle großen politischen Bewegungen des späten 19. und frühen 20. Jahrhunderts (Faschismus, Kommunismus, Zionismus und auch der Kapitalismus) wollten neue, bessere, stärkere, schönere Körper schaffen. Die Vorstellung von Veränderbarkeit und Entwicklungsfähigkeit des Körpers und der Gesellschaft als Folge der Aufklärung gehörten zur Vorstellungswelt des Modernen, und diese politischen Bewegungen waren „modern". Gleichzeitig sollten diese „neuen" Körper auch die Kraft des „neuen" Systems ausdrücken. Es ging dabei vor allem um den gesunden Körper – wobei das Schöne, das Gesunde und das Gute gleichgesetzt wurden.

Auch jenseits dieser Ideologien hat sich bis heute die Vorstellung gehalten, dass wir, indem wir unseren Körper ändern, gleichzeitig alles verbessern können. Die Vorstellung, sich verbessern zu können, ist Teil unserer Definition des Modernen.

Die Körperideale um die Jahrhundertwende 19./20. Jh. waren inspiriert von Renaissance-Künstlern wie Leonardo Vinci [1452–1519], Michelangelo [1475–1564] oder Albrecht Dürer [1471–1528], die ihre Ideale der klassisch-griechischen Ästhetik entlehnten. Das

Schöne war das Symmetrische und das Proportionierte. Das Abbild eines perfekten Körpers repräsentierte auch das Gesunde und das Gute.

Auch der ästhetische Chirurg dieser Zeit verstand sich als „Künstler & Skulptor". Ohne etwas von einem Künstler zu haben, sei dieser Beruf nicht ausübbar, war auch die feste Überzeugung von Jacques Joseph.

**Der Erste Weltkrieg**
Zu Beginn des 20. Jahrhunderts war der Status der ästhetischer Chirurgie eher fragil. Es bestand nach wie vor das alte Spannungsfeld zwischen rekonstruktiver, also seriöser Chirurgie und ästhetischer, also leichtfertiger Chirurgie.

Erst der 1. Weltkrieg sollte aufgrund der unzähligen Kriegsverwundeten und der damit verbundenen Notwendigkeit rekonstruktiver Chirurgie à la longue auch eine Trendwende für die ästhetische Chirurgie bedeuten. Jacques Joseph engagierte sich bereits zu Kriegsbeginn in der Heeresmedizin und gründete 1916 eine eigene Abteilung für rekonstruktive Chirurgie an der Berliner Charité. Auf der Seite der Alliierten waren der Neuseeländer Harold Delf Gillies [1892–1960], auf dessen Bemühungen hin (ebenfalls 1916) das Cambridge Hospital in Aldershot errichtet wurde, und der Franzose Hippolyte Morestin [1869–1919] im Bereich der rekonstruktiven Chirurgie tätig. Sie alle begrüßten die Möglichkeit, der Welt zu zeigen, wie notwendig, ehrbar und rettend ihr medizinisches Handwerk sein konnte, war dies doch vor dem Krieg noch stark marginalisiert und häufig unter Beschuss genommen worden. Die neue Rolle als rekonstruktive Chirurgen im Krieg war für sie mit einem „neutralen" Status innerhalb der medizinischen Welt verbunden.

Im Krieg wurden alle nur denkbaren Körperteile verstümmelt, Wunden im Gesicht waren aber häufig die schrecklichsten, weil es sich beim Gesicht um den exponiertesten aller Körperteile handelte. Gesichter wurden im wahrsten Sinne des Wortes zerfetzt, die Träger dieser Gesichter aber waren am Leben. In der Ikonografie des europäischen Pazifismus in der unmittelbaren Nachkriegszeit kam den Fotografien, die Kriegsversehrte mit völlig entstellten Gesichtern abbildeten, besondere Bedeutung zu. Man denke an Ernst Friedrichs [1894–1967] „Krieg dem Kriege" (1924). Zum Großteil handelte es sich um Fotografien der bereits rekonstruierten Gesichter, die trotz der zahlreichen operativen Eingriffe den Schrecken des Krieges visualisierten. In London, Paris und Berlin wurden Ausstellungen organisiert, die Fotos von Kriegsverletzten zeigten und Tausende von Menschen für den Pazifismus eintreten ließen. Der Verlust von Gliedmaßen oder andere Kriegsverletzungen schlossen es nicht aus, als „Held" verstanden zu werden, sie galten als Zeichen der Ehre, und Helden haben etwas Erotisches. Das Gesicht zu verlieren bedeutete aber nahezu den Verlust von Menschlichkeit, und das Gesichtslose wurde nie als „erotisch" wahrgenommen.

Auch in den Vereinigten Staaten wurden die rekonstruierten Gesichter der Kriegsveteranen dazu verwendet, um mehr gesellschaftliche Toleranz für die ästhetische Chirurgie einzufordern. Die ästhetische Chirurgie linderte das Leiden der Gesellschaft der Nachkriegszeit, und die Gräuel des Krieges schufen eine Umgebung, in der ästhetische Chirurgie ohne den Vorwurf der Eitelkeit durchgeführt werden konnte. Dies führte zu einem neuen Status für die ästhetische Chirurgie und stärkte das Selbstbewusstsein und die Zufriedenheit derer, die sich für dieses Handwerk entschieden.

Nach dem Ersten Weltkrieg und nach der weltweiten Pazifismusbewegung gegen alle Kriege genoss Jacques Joseph außergewöhnliches Ansehen. Auch wenn er nicht der Erste war, der Methoden zu Gesichtsrekonstruktionen und Nasenoperationen entwickelte, die auch heute noch angewendet werden, entwickelte er eine Reihe neuer OP-Variationen und Operationsinstrumente.

Wie Tagliacozzi im 17. Jahrhundert und Dieffenbach im 19. Jahrhundert, kommt Joseph zu Beginn des 20. Jahrhunderts eine Schlüsselrolle zu, einem Jahrhundert, das die ästhetische Chirurgie nachhaltig prägte und das von der ästhetischen Chirurgie nachhaltig geprägt wurde. Der Mythos um Joseph überschattete all das bisher Dagewesene, er wurde zum einflussreichsten Chirurgen seiner Zeit. Viele seiner Zeitgenossen besuchten ihn in Berlin, um die neuesten Techniken der ästhetischen Chirurgie zu erlernen. Sein 1931 veröffentlichtes Handbuch der ästhetischen Chirurgie stellte einen Basisüberblick vieler Eingriffe bereit, die der modernen ästhetischen Chirurgie zugrunde liegen. Zentral in seiner Methode der Rhinoplastik war, wie bereits erwähnt, dass sie keine sichtbaren Narben hinterließ. Der Fin de Siècle in Deutschland und Österreich ist geprägt von einer Begeisterung für operative Nasenveränderungen (wie auch für Brustverkleinerungen, zu denen wir später kommen). Joseph wurde zum Vater der ästhetischen Nasenkorrektur, was ihm den Spitznamen „Nosef" („Nasen-Josef") eintrug. Jacques Joseph starb 1934 an einem Herzinfarkt, kurz davor wurde ihm von den Nazis seine Zulassung als Arzt zur Gänze entzogen.

Die Auffassung Josephs, dass man als ästhetischer Chirurg gleichermaßen „Psychologe" sei und mit körperlichen Eingriffen die unglückliche Psyche behandelte, war das Credo aller ästhetischen Chirurgen in dieser Zeit. Das erklärte Ziel des ästhetischen Chirurgen war eine gesunde Psyche des Patienten. Für die Verwundeten des 1. Weltkriegs lag das psychische Glück in der „Verwandlung" vom „völlig Entstellten" zum „Kriegsverwundeten".

**Die Zwischenkriegszeit**
In den 1920er Jahren schlug Martin Gumpert [1897–1955], Dermatologe, Fürsorgearzt, Gerontologe, Sozialreformer, Medizinhistoriker, Dichter und Schriftsteller und ebenfalls Jude, die Errichtung eines öffentlichen Krankenhauses für ästhetische Chirurgie in Berlin vor. Gumpert setzte sich ebenso für die Schaffung einer, aus öffentlichen Mitteln finanzierten, städtischen Beratungsstelle für Entstellungsfürsorge ein, die 1928 in Berlin-Wedding eröffnet wurde. Seine Bemühungen, unterstützt von der französischen ästhetischen Chirurgin Suzanne Noël [1878–1954], mündeten in der Errichtung einer Abteilung für „soziale Kosmetik" am dermatologischen Institut der Universität Berlin. 1933 wurde Gumpert als „Nichtarier" von den Nazis seiner ärztlichen Ämter enthoben, 1934 aus dem Schriftstellerverband ausgeschlossen, woraufhin er 1935 in die USA emigrierte.

Zu erinnern gilt es weiters Ludwig Lévy-Lenz [1889–1976], der von 1925–1933 am von Magnus Hirschfeld [1868–1935] aus privaten Mitteln 1918 gegründeten Institut für Sexualwissenschaft als Leiter der Frauenabteilung fungierte. Er beteiligte sich aktiv an der Sexualberatungsstelle, erstellte Gutachten, publizierte über Abtreibungstechniken, ästhetische Chirurgie u.v.m., übernahm gegen Ende der 20er Jahre die Schriftleitung der Zeitschrift „Die Ehe", führte erste Geschlechtsumwandlungen an Transvestiten durch und unterhielt nebenbei eine Privatklinik für Sexualleiden. Lévy-Lenz erwarb seine Kenntnisse der ästhetischen Chirurgie bei Noël in Paris und Joseph in Berlin. 1939 wurde er ausgebürgert und praktizierte nach dem Krieg als plastischer Chirurg in Kairo und Baden-Baden.

Wie Gumpert war Lévy-Lenz der Meinung, dass es sich bei ästhetischer Chirurgie um eine Form der Psychotherapie handle, die nicht den Reichen und Wohlhabenden vorbehalten sein solle. Er publizierte zum Thema ästhetische Chirurgie und ihre Bedeutung für sexuelle Gesundheit und zählte zu jenen Stimmen, auf die die stetig wachsende Akzeptanz der ästhetischen Chirurgie in den liberalen Berliner Zirkeln der Weimarer Republik [1918–1933] zurückgeht. In seinem Buch „Die aufgeklärte Frau: Ein Buch für alle Frauen" (1928) vertritt er die Meinung, dass die weibliche Schönheit eine biologische Notwendigkeit für die Fortpflanzung im darwinistischen Sinne darstelle, sowie, dass das Schöne nicht nur ein Teil der weiblichen Biologie sei, sondern ebenso ein Teil der weiblichen Psyche. In einer schnelllebigen Zeit mit stetig steigenden Ansprüchen an die moderne Frau stelle die ästhetische Chirurgie das einzige Mittel dar psychische Gesundheit zu erhalten bzw. wieder herzustellen.

**Der Zweite Weltkrieg**
Alle großen politischen Bewegungen des späten 19. und frühen 20. Jahrhunderts hatten zum Ziel neue, bessere, stärkere, schönere Körper schaffen. Wie bereits erwähnt, sollte der neue Körper die Kraft des neuen Systems ausdrücken. Dabei ging es vor allem um den gesunden Körper – das Schöne, das Gesunde und das Gute wurden dabei gleichgesetzt. Besonders in Erinnerung ist hierbei der Faschismus. Die Rolle der ästhetischen Chirurgie im 2. Weltkrieg ist eine sehr komplexe.

Ästhetische Eingriffe waren, sofern sie militärisch von Bedeutung waren, im Faschismus Pflicht. In Nazi-Deutschland wurde 1936 ein Gesetz erlassen, demnach der Staat über das Recht verfüge, den Körper des Soldaten, ggf. auch gegen dessen Einwilligung, operativ zu verändern. Veränderungen in der Physiognomie würden es einerseits dem „hässlichen" Soldaten ermöglichen, zum „echten" Soldaten zu werden und andererseits würde der neue Körper „effizienter" im Sinne des Regimes werden.

Auch Benito Mussolini [1883–1945] nutzte bereits in den 1930er Jahren die Möglichkeiten der ästhetischen Chirurgie, um die „Performance" des Militärs zu steigern. An alle Offiziere über 40 Jahre erging der Befehl ihre Augenlider untersuchen zu lassen. Schlupflider, so die allgemeine Auffassung, würden das Sichtfeld einschränken, weshalb sich alle Offiziere, bei denen ein Hautüberschuss an den Oberlidern vorlag, einer operativen Korrektur unterziehen mussten.

Hitler war der Auffassung, dass die Zufriedenheit der weiblichen Wählerschaft stark von der Aufrechterhaltung „ästhetischer Freuden" abhängig war. Aus Angst einer weiblichen Revolte waren Schönheitssalons und Friseurläden die gesamte Kriegszeit hindurch geöffnet.

Unter dem Joch des Nationalsozialismus wurde ästhetische Chirurgie innerhalb der jüdischen Bevölkerung gewissermaßen zum Imperativ. Vor allem das Bild einer „jüdischen" Nase war besonders negativ besetzt. 1933, kurz, nachdem Hitler an die Macht gekommen war, wurde jüdischen Ärzten die Zulassung entzogen, Nicht-Juden zu operieren. Operative Eingriffe ermöglichten jüdischen Männern und Frauen in Nazi-Deutschland und Österreich allerdings nur ein kurzes Aufatmen. Nach der Einführung des Judensterns war ihnen die Möglichkeit der „Unsichtbarkeit" genommen.

Ästhetische Chirurgie wurde nach dem 2. Weltkrieg sehr häufig mit den Nazis in Verbindung gebracht. Ein wiederkehrendes Thema in Literatur und Film ist das von Nazi-Führern, die sich ihre Gesichter und Hände umoperieren ließen, um so die Seiten zu wechseln – vom Täter zum Opfer.

### Nach der Nase
Gerade der 1. Weltkrieg und auch der 2. Weltkrieg haben zu einer neuen gesellschaftlichen Auffassung von plastischer Chirurgie geführt. In der Zeit nach dem 2. Weltkrieg setzte die Schönheitschirurgie zum Siegeszug um den Globus an. Einerseits zeichnen dafür neue medizinische Technologien verantwortlich, andererseits kommt wiederum der „Verwandlung" eine Schlüsselrolle zu.

Das Motto lautete: jünger, dünner, weiblicher oder männlicher, vor allem aber schöner zu sein. Gerade der weibliche Körper wurde mit der Jahrhundertwende 19./20. Jahrhundert als maximal wandelbar verstanden, ohne dabei die Essenz der Weiblichkeit zu verlieren. Im Westen stehen insbesondere das Gesäß und die Brust für Erotik. Kulturell schwingt bei diesen beiden Körperteilen seit jeher die Assoziation Fortpflanzung mit.

### Die erste Bauchdeckenstraffung (1899)
Bereits um die Jahrhundertwende (19./20. Jh.) standen beleibte Körper nicht länger für sozialen Erfolg, sondern wurden Bestandteil medizinischer Diagnostik (Adipositas). Insbesondere die Fettschürze bei Frauen war Rassenmerkmal und stand neben Fortpflanzung für die traditionelle Rolle der Frau als Köchin. 1899 entfernte Howard A. Kelly erstmals überschüssige Haut und Fett bei einer 129 kg schweren Patientin. Der Eingriff wurde als rekonstruktiv verstanden, der Bauchnabel wurde, wie die Brustwarzen bei Brustverkleinerungen in dieser Zeit, verworfen. Im Rassendiskurs war eine Frau mit großem Abdomen das Stereotyp einer jüdischen Frau. Kellys Patientin überlebte den Eingriff, war jedoch nicht glücklich und litt unter extremer Nervosität.

Für Kelly bedeutete dies, dass der Eingriff nur begrenzt Auswirkungen auf das Glücksempfinden seiner Patientin hatte. Der Versuch, Fettleibigkeit mit operativen Maßnahmen beizukommen, war auch ein Versuch die Psyche zu heilen. Zwischen 1886 und dem 1. Weltkrieg liegen ca. 12 dokumentierte Eingriffe dieser Art vor.

Erst 1920 gelang es Max Thorek diesen Eingriff zu revolutionieren, indem er nur unterhalb des Bauchnabels sowie von den Oberschenkeln Gewebe entfernte. Erst 1957 wird von S. Vernon die Versetzung des Bauchnabels dokumentiert, das Ergebnis aus ästhetischer Sicht kann als „schöner" beschrieben werden. Erst die Technik von Ivo Pitanguy, sollte 1967 einen weiteren Meilenstein darstellen. Der zentrale Punkt seiner Methode war ein horizontaler Hautschnitt knapp oberhalb der Schambehaarung; die Narben waren somit weniger sichtbar. Eine Unterscheidung zwischen ästhetisch und rekonstruktiv wurde nicht getroffen und erst 1971 bei einem Treffen plastisch-ästhetischer Chirurgen in Rio de Janeiro diskutiert. Heutzutage versteht man unter einer Bauchdeckenstraffung einen ästhetischen Eingriff.

**Von der ersten Brustverkleinerung (1897) zur ersten Brustvergrößerung (1962)**
Die Geschichte der Brust im Zeitalter der modernen ästhetischen Chirurgie beginnt mit der Brustverkleinerung um die Jahrhundertwende 18./19. Jahrhundert. Die Idealform der weiblichen Brust war klein, kompakt und rund, anstelle von (über)groß und hängend. Die mit großen Brüsten zumeist einhergehenden Rückenbeschwerden spielten eine Schlüsselrolle. Auch heute noch wird die Brustverkleinerung kaum als reine Schönheitsoperation bezeichnet, sondern eher als rekonstruktiver Eingriff verstanden.

Wie die Nase wurde die Brust zum Gegenstand von Körperstudien auf Basis des Rassendenkens und erfuhr zahlreiche Kategorisierungen. Die Unterschiede in Form und Größe wurden (wie bei der Nase) mit Charaktereigenschaften des betreffenden Individuums, also der betreffenden Rasse, in Verbindung gebracht. Form und Aussehen der Brustwarze und des Warzenhofes spielten dabei ebenso eine Rolle. Der Antropologe Hans Friedenthal [1870–1943] postulierte in einem 1927 publizierten Essay, dass die Form der Nase und der Lippen (durch das Stillen) von der Form der mütterlichen Brust abhängen würde, die Struktur der Sprache würde wiederum von Nase und Lippen bestimmt, somit eigentlich von der Brust der Mutter. Daraus folgt im Rassendiskurs, dass die Brüste schwarzer Frauen für den seltsamen Klang ihrer Sprache verantwortlich sind. Ebenso ist in den damaligen Lehrbüchern der ästhetischen Chirurgie zum Thema Brustverkleinerung von der Brust als „Rassenmerkmal" die Rede. Für Joseph war es hauptsächlich eine Unterscheidung zwischen „schwarz" und „weiß", in anderen Diskussionen hingegen wurden Unterschiede zwischen Brüsten von Europäerinnen und anderen Rassentypen herausgearbeitet, so z.B. klassische Hängebrüste bei jüdischen Frauen. Die Brust wurde überdies als das Hauptunterscheidungsmerkmal zwischen Männern und Frauen verstanden, Brüste zu haben, beschrieb das Individuum als weiblich.

Die erste „moderne" Brustverkleinerung wurde 1897 von Alfred Pousson [1853–unbekannt] durchgeführt und in Fachkreisen vom ästhetischen Standpunkt aus betrachtet als mittelmäßig kommentiert. Seine Technik war nicht gerade Narben sparend, die Beibehaltung einer natürlichen Brustform, sowie die Beibehaltung der Stillfunktion wurden zur damaligen Zeit ebenfalls sekundär gehandelt. Die Brustwarze als erogene Zone des weiblichen Körpers wurde gar nicht diskutiert. Gleichzeitig stellte Poussons Wissen um das mittelmäßige Resultat eine Art Trendwende dar – man begann sich in Fachkreisen Gedanken über bessere, ästhetischere Lösungen zu machen. Der Maßstab war klar – ein Körper möglichst ohne Narben und eine erotische Brust. Vincenz Cerny [1842–1916] war der erste, der die Brustwarze nicht verwarf und transplantierte. So wirklich wurden erst im ersten Jahrzehnt des letzten Jahrhunderts, z.B. von Hippolyte Morestin und Eugen Holländer, ästhetische Brustverkleinerungsoperationen durchgeführt.

Die erotische Funktion der Brustwarze blieb allerdings nach wie vor ohne Erwähnung. Im Jahre 1922 wurde von Max Thorek eine Methode vorgestellt, in der die Erhaltung der Brustwarze einen wesentlichen Bestandteil der Methodik darstellte. Die Brustwarze sah danach allerdings nur aus wie eine Brustwarze, die Sensibilität ging verloren. Erst Jacques Joseph schlug eine 2-Etappen-Vorgehensweise vor und löste den Mamilla-Areolakomplex (Brustwarze und Warzenhof) vom Untergrund und brachte diesen nach der Gewebeentfernung als sog. freies Hauttransplantat wieder ein. Die Technik war Narben sparend, die Brust sah in ihrer Form „natürlich" aus, die Sensibilität der Brustwarzen ging aber ebenso verloren.

Das Aufkommen des Bildes der „modernen" Frau in den 1920er Jahren stellte einen Kontrapunkt zum kulturellen Verständnis (basierend auf dem Rassendenken) großer Brüste dar. Große Brüste galten als primitiv, lebensfrohe „moderne" Frauen, die Sport betrieben, tanzten, schwimmen gingen, unterzogen sich einer Brustverkleinerungsoperation. Gerade das Bild der sportlichen Frau stand für die „moderne" Frau, die nicht im Sinne der Fortpflanzung interpretiert wurde. Ebenso war die „moderne" Frau nicht Teil einer bestimmten Rasse, ihr Körper wurde nicht nach Rassenmerkmalen verstanden. Eine verheiratete Frau mit Kindern und Ehemann hatte gewissermaßen keinen Bedarf, ihre Brüste verkleinern zu lassen, weil sie hauptsächlich die traditionelle Rolle der Frau und Mutter verkörperte. Die Brustwarzen „moderner" Frauen standen nicht für das Stillen von Babys, sondern hatten erotische Bedeutung, gleichermaßen standen die Brustwarzen bei Frauen mit großen Brüsten lediglich für das Stillen. Große Brüste wurden auch nicht selten mit Übergewicht oder großen Bäuchen, einem weiteren „Rassenmerkmal", sondern auch mit „Modernisierungsverweigerung" assoziiert.

Das Thema Brustvergrößerung ist seit jeher eng mit der Brustwiederherstellung nach Krebs verbunden. „Zu" kleine Brüste wurden bis nach dem 2. Weltkrieg nicht als signifikantes, medizinisches Problem, das auch die Psyche in Mitleidenschaft ziehen konnte, verstanden. Dies hatte vor allem mit dem eingangs beschriebenen Typus der „modernen", sportlichen Frau zu tun, der dann allerdings von einer neuen „modernen" Frau abgelöst wurde, die große, schöne, aber keine hängenden Brüste hatte. Erst in den 1950er Jahren wurden „zu" kleine Brüste als medizinisches Problem anerkannt und als belastendes Problem für die Psyche verstanden.

Silikon wurde 1953 erstmals in Form von Injektionen zur Brustvergrößerung in den Körper eingebracht, die massive Risiken mit sich brachten (Abwanderung der injizierten Substanz, Infektionen, Verhärtungen, Silikonome etc.). 1962 wurden erstmals von Thomas Cronin und Frank Gerow mit Kochsalzlösung gefüllte Silikonkissen zur Brustvergrößerung implantiert. Mittel- und langfristige Probleme wie z. B. die Verhärtung des Gewebes rund um die Implantate (Kapselfibrose) wurden anfänglich ignoriert. Das Moratorium für Silikon-Brustprothesen sorgte in den 1990er Jahren weltweit für Aufregung und führte seitens der amerikanischen Gesundheitsbehörde FDA (Food and Drug Administration) zu einem Verbot von Silikongelgefüllten Implantaten. Mit Kochsalz gefüllte Implantate durften verwendet werden, Silikongel-gefüllte Implantate hingegen nur noch bei Brustwiederherstellungen nach Brustkrebs. Erst im Dezember 2006 wurden Silikongel-gefüllte Implantate in US-Amerika von der FDA wieder zugelassen.

Heutzutage sind die neuesten Silikongel-gefüllten Implantate derart weiterentwickelt, dass es nur bei ca. 2–4 % zu einer Kapselfibrose kommt. Mittlerweile leidet jede achte Frau an Brustkrebs. Eine Wiederherstellung der Brust nach Brustkrebs kann entweder mit Silikon-Implantaten oder mit körpereigenem Gewebe vorgenommen werden.

Es dauerte auch nicht lange, bis man begann, das Absinken der Brüste infolge des Alterungsprozesses als ästhetisches Problem zu interpretieren. Die sog. Brusthebung oder Straffung stellt einen weiteren ästhetischen Eingriff im Bereich der Brüste dar.

### Das erste Facelift (1901) und die erste Augenlidstraffung (1906)

Der erste Versuch, Alterserscheinungen im Gesicht operativ zu korrigieren, wurde 1901 vom Deutschen Eugen Holländer [1867–1932] unternommen. Gemäß seinen Aufzeichnungen, hatte seine Patientin, eine polnische Aristokratin, ziemlich konkrete Vorstellungen darüber, wie Nasolabialfalten oder Mundwinkel gestrafft werden sollten. Holländer entfernte Hautstücke hinter den Ohren und am Haaransatz, im Gegensatz zu ihm selbst war seine Patientin aber zufrieden. Die nächste dokumentierte Rhytidektomie (Gesichtsstraffung) stammte aus dem Jahr 1906 vom Deutschen Erich Lexer [1867–1937], ihm folgte 1907 der US-Amerikaner Charles Miller [1880–1950], der auch Verfahren zur Augenlidstraffung entwickelte, die 1906 bekannt wurden. Lexer & Miller beschränkten sich in ihren Face-Liftings auf die Schläfen- und Ohrregion. Ab 1912 wurde diese Methode von der ersten weiblichen Schönheitschirurgin, der Französin Suzanne Noël [1878–1954], weiterentwickelt. 1926 publizierte Noël umfangreichere Hautentfernungen. Für mehr als 40 Jahre beschränkte sich das Facelift auf das lediglich Spannen der Gesichtshaut. Erst 1973 beschrieb Vladimir Mitz eine neue Methode des Facelifts: Das SMAS (Superficial Muscular Aponeurotic System) war entdeckt. Dabei handelt es sich um eine bandartige, feste Struktur, die Teilen der mimischen Muskulatur als Ursprung und Ansatz dient. Bei der zweischichtigen Operation wird zunächst die Haut vom Untergrund abgehoben, danach das SMAS eingeschnitten, seinerseits vom darunterliegenden Gewebe abgehoben, gespannt und neu verankert. Anschließend wird die Haut unter leichter Spannung wieder angelegt und der Überschuss entfernt. Der für das klassische Facelift so typische Mimikverlust gehörte somit der Vergangenheit an.

### Die erste operative Geschlechtsumwandlung (1920)

Die ersten chirurgischen Eingriffe zur operativen Geschlechtsumwandlung wurden in den 1920er Jahren von Ludwig Lévy-Lenz [1889–1976] und Felix Abraham [1901–1938] am Institut für Sexualwissenschaft von Magnus Hirschfeld [1868–1935] entwickelt. In erster Linie wandelte man männliche Geschlechtsteile zu äußeren weiblichen Geschlechtsteilen um. Die Fortpflanzungsfähigkeit blieb dabei klarerweise unberücksichtigt, Ziel war es, den äußerlichen Anschein weiblicher Genitalien zu erwecken und, deren sexuelle Stimulierbarkeit zu garantieren. Menschen, die bei der Geburt keinem der beiden „Standardgeschlechter" klar zugeordnet werden können, dürfen in der Geschlechtschirurgie nicht ausgelassen werden. Man unterscheidet zwischen biologischen Hermaphroditismus (Zwittrigkeit, Zwittertum) und Pseudo-Hermaphroditismus (Intersexualität). Die chirurgische Rekonstruktion nicht eindeutiger Genitalien meist zu weiblichen Genitalien hat eine lange Geschichte. Statistisch gibt es auch heute noch große Schwankungen hinsichtlich der Anzahl der als Hermaphroditen geborenen Babys von 1:2.000 bis hin zu 1:10.000.

**Von der ersten Fettabsaugung (1929) zur ersten modernen Fettabsaugung (1982)**
Die erste dokumentierte Fettabsaugung erfolgte im Jahre 1929 durch den Franzosen Charles Dujarier, sein Versuch endete jedoch mit einer Amputation des Unterschenkels. Bis in die 1970er Jahre war die Block-Lipektomie mit Hautresektion die klassische Methode gewesen Fettablagerungen aus Gesäß, Oberschenkel und Bauch zu entfernen. Auf diese Weise wurde Fettgewebe ebenso beseitigt wie überschüssige Haut. 1968 findet man in der Literatur den Begriff „Fett abschaben, Fett kürettieren" vom US-Amerikaner Tolbert Wilkinson. 1972 folgt der Deutsche Josef Schrudde, der 1977 als erster in Langenbecks Archiven der Chirurgie die Aspirationscurette beschreibt. Um 1975 treten bereits die Italiener Arpad (Vater) und Giorgio (Sohn) Fischer in Erscheinung. Beide gelten international als Väter der modernen Fettabsaugung. 1978 folgen die Schweizer Ulrich Kesselring und Victor Meyer, sie entwerfen eine scharfkantige Kürette, die Ergebnisse werden jedoch als unbefriedigend bezeichnet. Der nächste Meilenstein erfolgte durch den Franzosen Yves Gerárd Illouz [1982], der als erster die scharfe Kanüle durch eine stumpfe Kürette ersetzte und erstmals die „Wet-Technique" (das Operationsgebiet wird mit Flüssigkeit vorbehandelt) einführte. Seine erste Publikation im Jahre 1983 beschreibt bereits 3.000 Fälle.

**Die erste Gesäßstraffung in den 1970er Jahren**
Ausgehend vom europäischen Kolonialismus wurde das Gesäß verschiedener Kulturen in Form und Größe beschrieben und Bestandteil im Versuch der Klassifizierung von Rassen. Die Formel lautete: je größer, desto primitiver. Es verhält sich ähnlich wie im lange beschriebenen Fall der Nase – die kulturelle Annahme war, dass die Sexualität „primitiver" Rassen ebenso „primitiv" sein musste, als Beweis wurde die körperliche Konstitution angeführt, die die „wahre" Natur, den „wahren" Charakter repräsentiere. Seit dem 16. Jahrhundert wurden Frauen aus Süd-West-Afrika mit übertrieben großen Pobacken, einem sogenannten Fettsteiß (Steatopygie) und großen, dicken Lippen dargestellt. Einerseits ein großes Gesäß, andererseits ein schmales Becken. Die Faszination des Körpers schwarzer Frauen war auch im 19. Jahrhundert ein Thema, so analysierte beispielsweise der Pionier der Sexualwissenschaft Magnus Hirschfeld [1868–1935] den Körper schwarzer Frauen in Relation zur „normalen" Körperform. Ein breiteres Becken wurde als Zeichen des „Fortschritts" interpretiert, das schmale Becken der „Primitiven" als Beweis eines niedrigeren Status in der Hierarchie der Rassen. Das üppige Gesäß wurde als Versuch der Täuschung – bereits höher entwickelt zu sein – verstanden.

Freud gab mit seinen „Drei Abhandlungen zur Sexualtheorie" (1905) weiteren Anlass, das Gesäß (vgl. anale Phase bzw. Fixierung) zu diskutieren.

Wenn es um plastisch-ästhetische Chirurgie und Pobacken geht, ist das Ziel eigentlich immer deren sexuelle Attraktivität zu steigern. Gendertechnisch unterziehen sich nahezu ausschließlich Frauen einem Gesäß-Lifting (Body-Lift). Der Brasilianer Ivo Pitanguy [1926–] entwickelte in den 1970er Jahren eine Methode des Gesäß-Liftings, die weltweit Nachahmung und Abwandlung erfuhr. Dass ein Brasilianer diese Technik entwickelte, ist nicht weiter verwunderlich, zumal die ästhetische Chirurgie in Brasilien bereits mehr als 150 Jahre Geschichte bereithält. Brasilien, mit hunderten ausgebildeten ästhetischen Chirurgen, muss neben Argentinien und Südafrika als eine der Metropolen plastisch-ästhetischer Chirurgie angeführt werden. Methoden zur Konturenverbesserung (Bauch, Bein, Po), u.a. die Fettabsaugung um lästige Fettdepots verschwinden zu lassen, gehören in Brasilien oder Argentinien fast schon zum Alltag.

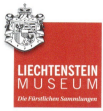

MARCANTONIO FRANCESCHINI
Diana und Callisto
1698, Detail

www.liechtensteinmuseum.at

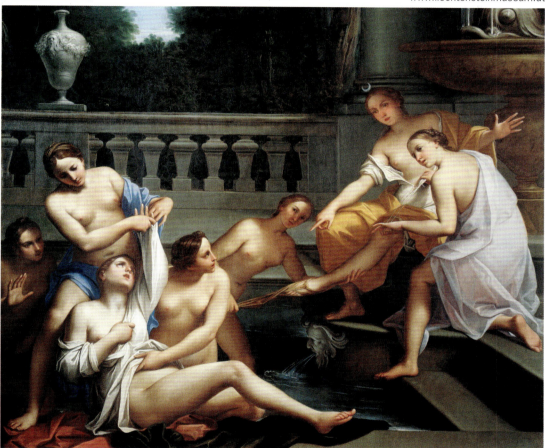

PARTNER OF PRIVATE ART COLLECTIONS

## DAS LIECHTENSTEIN MUSEUM.
## EIN ORT BAROCKER LEBENSLUST

Das LIECHTENSTEIN MUSEUM versteht sich als ein Ort der Lebenslust und Sinnesfreude, an dem alle Kunstgattungen gemeinsam gezeigt werden. Begleitet von erlesenen Konzerten erlebt der Besucher darüber hinaus jeden Sonntag die Symbiose aus Musikgenuss und der Jahrhunderte alten Kunstsammlung mit Meisterwerken von Rubens, Rembrandt und Van Dyck.

LIECHTENSTEIN MUSEUM. Die Fürstlichen Sammlungen. Fürstengasse 1, 1090 Wien
Tel +43 (1) 319 57 67–252, info@liechtensteinmuseum.at

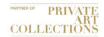

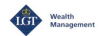

**ELITE GROUP** of Fine Art Dealers

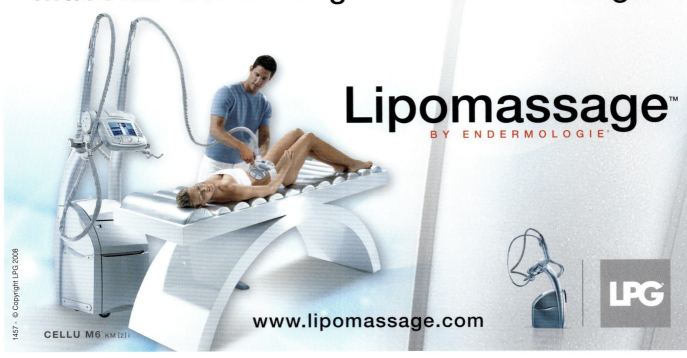
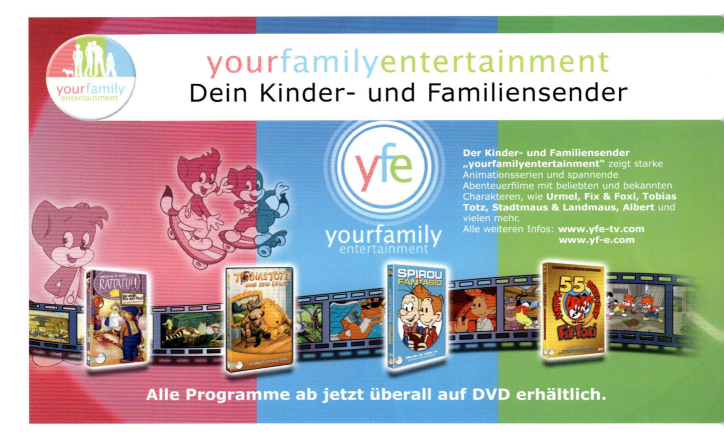

### Viprolipo® VLS 3

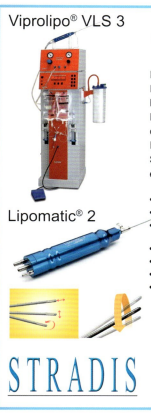

### Viprolipo® system
*Für die Harmonie des Körpers und die Leichtigkeit der Verführung*

Das **Viprolipo® system** mit **Lipomatic® 2** stellt eine unbestreitbare Innovation mit internationalen Patent dar. Dieses System bringt durch Vibrationen eine quantitative Infiltration und eine **Viprolipo®** Skulptur, alles in Verbindung mit einem einzigen Gerät.

- Verkürzung der OP-Zeit
- weniger Schmerzen
- sichtbare Reduktion der Hämatome und Echymosen
- Verbesserung der Hautqualität
- keine Freisetzung von Wärme
- eingebauter Sicherheitsmechanismus
- Behandlung von kritischen Zonen mit größter Präzision

**Lipomatic® 2**

**STRADIS**

Stradis HandelsgmbH
Silberbachweg 12
A-2011 Sierndorf
Tel/Fax: +43 2267 43091
E-Mail: office@stradis.at
Internet: www.stradis.at

---

Alles für Ihre Schönheit finden Sie in den Gelben Seiten print, auf HEROLD.at und am Handy unter www.herold.mobi.

**HEROLD**

---

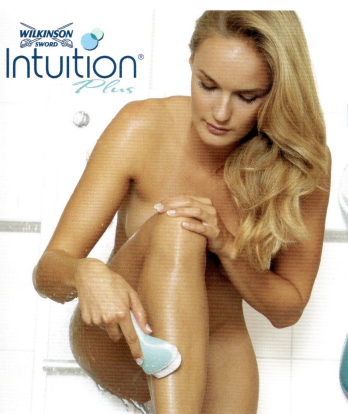

### Wilkinson Sword Intuition® Plus

Der erste Rasierer, der **schäumt, rasiert & pflegt** in nur einem Schritt.

**Gründliche Rasur** durch flexiblen Schwingkopf

**Sanfte Pflege** und ein angenehmes Hautgefühl durch natürliche Inhaltsstoffe

**Komfortabel** durch femininen, schlanken Griff

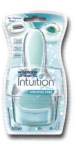

www.wilkinson-sword.com

## Der kompetente Ansprechpartner in der Schönheitschirurgie

- Brustaugmentation
- Fettabsaugung
- Kompressionswäsche
- Faltenunterspritzung
- Eigenfettreinjektion
- Plasma-Laser
- u. v. m.

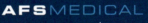
**AFS MEDICAL**
we do care.

Gewerbepark B17/II, Straße 1/3, 2524 Teesdorf, Österreich
Tel.: +43-(0)2253-81801-0, Fax: +43-(0)2253-81801-8
e-mail: afs@medical.at, Internet: www.medical.at

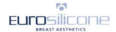
eurosilicone
BREAST AESTHETICS

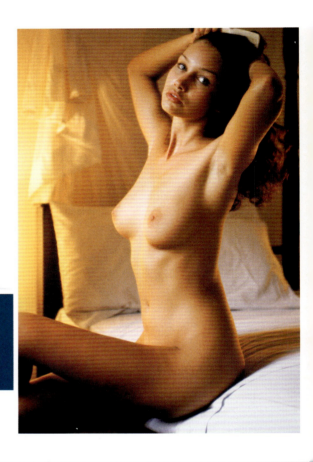

# INNOVITAL CE
Medizin - Produkte - Technik - Projekte

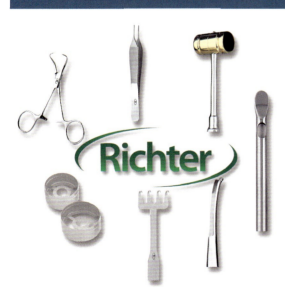

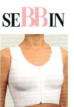

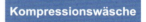
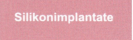

**Kompressionswäsche**

**Chirurgische Instrumente**

**Silikonimplantate**

**medizinische Kosmetik**

**Firma INNOVITAL**
Generalvertretungen Österreich
A-3684 St.Oswald 12

T / F: +43 (0) 7415 / 728 414
M: +43 (0) 699/ 12 356 505

Büro Wien
Latschkagasse 1, Top 32
1090 Wien

T / F: +43 (0) 1/ 9 422 450
M: +43 (0) 699/ 10 695 808

www.innovital.at
Bürozeiten: täglich von 7.00 – 19.00 Uhr

Innovationen für den optimalen Behandlungserfolg - zertifiziert - FDA geprüft

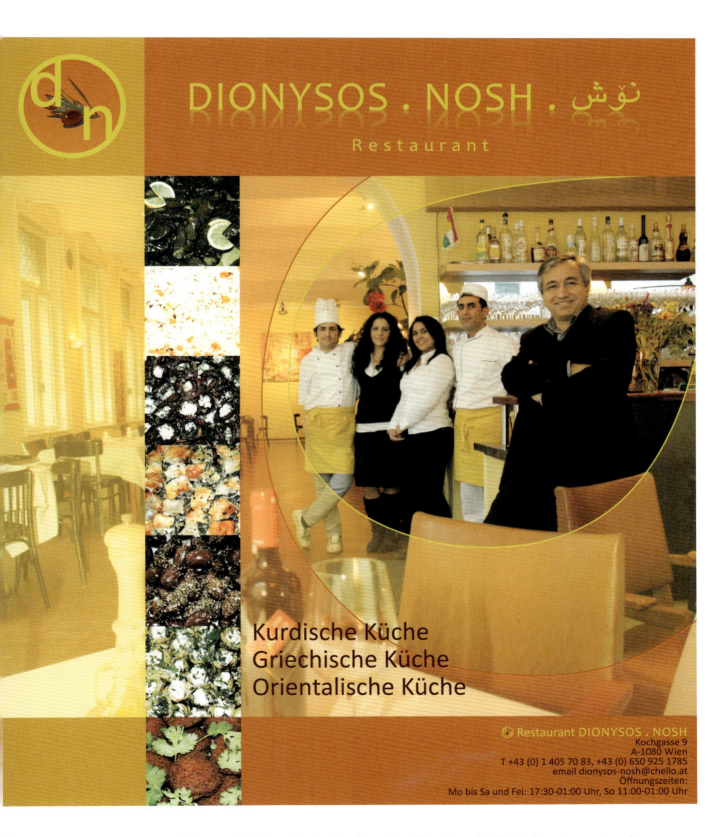

Wir bedanken uns recht herzlich bei Dr. Khabat Marouf und seinem Team! Im Zuge des Entstehungsprozesses der Enzyklopaedia Aesthetica wurden wir im Dionysos / Nosh an vielen langen Arbeitsabenden hervorragend und liebevoll verköstigt und mit WLAN ausgestattet.

# XI ANHANG

GLOSSAR, OPERATIVES SPEKTRUM, ALLE BÄNDE
AUF EINEN BLICK, KONTAKT

# GLOSSAR

**Ablaufdatum der Sterilität**
Brustimplantate werden selbstverständlich steril verpackt. Die Sterilität eines verpackten Implantates ist jedoch zeitlich begrenzt, und nach Überschreitung des „Ablaufdatums" darf ein Implantat nicht mehr in den Körper eingebracht werden. Abgelaufene Implantate müssen vom Hersteller zurückgenommen werden. Daher ist gerade bei im Ausland durchgeführten Operationen auf das Sterilitäts-Ablaufdatum zu achten.

**ADSC**
engl. „adipose derived stem cells", im Fettgewebe vorkommende mesenchymale **» Stammzellen.** ADSC wurden 2001 von Zuk entdeckt und werden seither zunehmend in der Ästhetischen und Rekonstruktiven Chirurgie eingesetzt. ADSC werden gemeinsam mit Fett entnommen und in die gewünschte Körperregion eingebracht, wo sie die Einheilung der Fettzellen unterstützen oder sich in andere Zelltypen verwandeln können. ADSC besitzen einerseits die Fähigkeit der **» asymmetrischen** Zellteilung und andererseits die Fähigkeit, sich in Abhängigkeit der Umgebung **(» Nische)** in verschiedene Zelltypen auszudifferenzieren, sogar in Zellen, die aus einer anderen Stammzelllinie herrühren (z. B. Hautzellen).

**AGF**
engl. „angiogenic growth factor"; wird nach einer **» Eigenfetttransplantation** von **» ADSC** freigesetzt, wodurch das Einsprossen von **» Kapillaren** gefördert wird.

**Allgemeinanästhesie, Vollnarkose**
Anästhesieform, bei welcher die Patientin tief schläft. Je nach Notwendigkeit werden außerdem ihre Reflexe unterdrückt und die Muskulatur entspannt (relaxiert). Es gibt verschiedene Varianten (Intubation, Larynxmaske, Maske etc.).

**Anamnese**
Erhebung der Krankengeschichte. In einem Gespräch stellt der Arzt der Patientin Fragen nach früheren oder chronischen Vorerkrankungen, Operationen und anderen Eingriffen sowie nach Medikamenten und Allergien.

**Anatomische Implantate**
 tropfenförmige Brustimplantate, die im oberen Bereich abgeflacht sind und auf diese Weise der Form einer schönen weiblichen Brust nahekommen, seit 1994 am Markt.

**Antisepsis**
 Maßnahmen, die zur Erzielung der Keimfreiheit notwendig sind. In der modernen Medizin wird eine Operation unter sterilen Bedingungen durchgeführt, das geschieht durch Behandlung der operierten Areale mit keimtötenden Medikamenten (Alkohol, Jod etc.).

**Areola**
 Warzenhof; Verkleinerungsform von lat. Area – „kleiner Fleck".

**Areolenasymmetrie**
 ungleich große Warzenhöfe. Während bei kleinen Brüsten ungleich große Warzenhöfe durchaus unbemerkt bleiben können, ist dies bei großen Brüsten meist sehr auffallend. Im Zuge einer Bruststraffung können asymmetrische Warzenhöfe leicht korrigiert werden.

**Aspirat**
 medizinischer Fachbegriff, der den Inhalt einer Spritze bezeichnet, mit welcher etwas abgesaugt (= aspiriert) wurde. Bei der » **Eigenfetttransplantation** besteht das Aspirat aus körpereigenem Fett, Gewebeflüssigkeit, » **Lokalanästhetikum** (wird vor der Entnahme in das Spendergebiet injiziert) und dem gefäßverengenden Zusatz im » **Lokalanästhetikum** (Suprarenin®).

**Asymmetrie**
 Gegenteil von Symmetrie, Ungleichheit. Die Körperhälften eines Menschen sind nie vollständig symmetrisch.

**Augmentationsmastopexie**
 unter Augmentationsmastopexie versteht man eine Bruststraffung mit gleichzeitiger Vergrößerung. Zur Vergrößerung können entweder Silikon-Implantate herangezogen werden, oder man verwendet Eigenfett.

**biologisches Alter**
 Beim Alter eines Menschen wird unterschieden zwischen dem biografischen und dem biologischen Alter. Das biografische Alter ist die geläufige zeitliche Altersangabe, die sich nach dem Geburtsdatum errechnet, z. B. ist jemand „65 Jahre alt". Dagegen ist mit dem biologischen Alter der Zustand des Körpers gemeint, der normalerweise einem bestimmten Alter ungefähr entspricht. Für die Planung einer Operation ist natürlich das biologische Alter entscheidend.

**Blutbild**
 medizinische Untersuchung des Blutes. Diese dient zur Vorbereitung einer Operation. Je nach Umfang der Operation und in Abhängigkeit davon, ob der Eingriff in Allgemein- oder Lokalanästhesie erfolgt, muss ein „großes" oder ein „kleines" Blutbild durchgeführt werden.

**Bottoming-Out**
 Durchsacken der Brust. Nach Jahren kann ein Großteil der operierten Brust nach unten absacken, und es kommt zu einer Richtungsänderung der Ebene des » **MAK**. Unangenehm ist dabei, dass der obere Anteil des Dekolletés verschwindet und der MAK wie eine Stupsnase nach oben schaut.

**Brava-Methode**
 die vom US-Amerikaner Roger Khouri entwickelte Methode der Brustvergrößerung mit Eigenfett, mit der die zu vergrößernde Brust vor der Transplantation mit einer Plastik-Saugglocke aufgedehnt wird. Die Brust wird von der Saugglocke hermetisch umschlossen und durch Anlegen von Vakuum nach und nach ausgedehnt (dauert zwei bis drei Wochen). Durch die Ausdehnung wird mehr Platz für die zu transplantierenden Fettzellen geschaffen, es werden sozusagen mehr Stockwerke geschaffen, in die Fett eingebracht werden kann.

**deepithelialisieren**
 Operationstechnik, bei welcher ein Teil der obersten Hautschicht, der Hornhaut (» **Epidermis**), von der darunterliegenden Lederhaut (» **Dermis**) abpräpariert wird. Durch Belassen der Dermis wird die Blutversorgung der Brustwarze gesichert, eine Maßnahme, die bei fast allen modernen Techniken der Bruststraffung eingesetzt wird.

**Depigmentation Warzenhof**
 Verlust von Hautpigment, Weißfärbung. Bei der Bruststraffung kann es sehr selten vorkommen, dass die Brustwarze aufgrund von zu starkem innerem Druck die Braunfärbung verliert.

**Dermis**
 Mittelhaut, Lederhaut. Die Dermis enthält Kollagenfasern und elastische Fasern. Darüber hinaus sind zahlreiche Blut- und Lymphgefäße in die Lederhaut eingeflochten. Die Hautdrüsen und Haarwurzeln liegen überwiegend innerhalb der Lederhaut, und die meisten Sinnesrezeptoren der Haut befinden sich ebenfalls in dieser Schicht. Die elastischen Fasern sind für die Geschmeidigkeit und Anpassungsfähigkeit der Haut verantwortlich. Im Alter lässt diese Elastizität stark nach. Man unterscheidet in der Dermis zwei Schichten, das Stratum papillare und das Stratum reticulare.

**Dermissuspension, „innerer BH"**
 Die Dermissuspension zählt zu den jüngsten Fortschritten der modernen Brustchirurgie. Ein Teil des bei der Bruststraffung anfallenden Hautüberschusses wird nicht verworfen, sondern lediglich » **deepithelialisiert.** Das deepithelialisierte Hautstück verbleibt an der Brust und wird mit seinem unteren Rand an den Brustmuskel genäht. So entsteht eine innere Aufhängung der Brust, die ein neuerliches Absacken nach der Operation verhindern soll. Man spricht auch von einem „inneren BH".

**Dog Ears, Dog-Ear-Bildung**
 engl.: „Hundeohren"; wird an einer Körperstelle Haut entfernt und danach die Wunde verschlossen, entsteht am Wundrand immer ein Hautüberschuss, der sich durch Bildung eines kleinen Wulstes manifestiert. Je nach Ausmaß des Überschusses und der Hautbeschaffenheit können sich solche Dog Ears entweder zurückbilden oder bestehen bleiben. Bei der Bruststraffung kommen Dog Ears zumeist am seitlichen und inneren Rand der T-förmigen Narbe vor. Sie können operativ durch neuerliche Hautentfernung beseitigt werden, wodurch sich die ursprüngliche Narbe etwas verlängert.

**Double-Bubble-Deformität**
 doppelt gewölbte Brust. Wenn Implantate unter dem Muskel platziert wurden, sinken sie auch nach Jahren nicht ab. Daher werden diese als „Buckel" erkennbar, wenn die über dem Muskel liegende Brust abgesunken ist. Diese bildet in der nunmehr tieferen Position den namensgebenden „zweiten Buckel".

**Drainage**
 in der Wundhöhle liegende Schläuche, die durch ein kleines Loch in der Haut herausgeleitet werden und an eine Plastikflasche mit Unterdruck angeschlossen sind. Sie dient zum kontinuierlichen Abtransport von Blut und Wundsekret. Die Drainage wird dann entfernt, wenn die Flaschen entweder leer sind oder innerhalb der letzten 24 h nichts nachgekommen ist.

**Eigenfetttransplantation**
 freier Transfer von körpereigenem Fett. Wird seit 1990 vermehrt in der Plastischen Chirurgie eingesetzt, um Volumendefizite zu korrigieren (z.B. Augenringe, Nasolabialfalten, Lippen etc.). Wenn im Rahmen einer Bruststraffung ein vorher bestehender Größenunterschied ausgeglichen werden soll, kann dies mit einer Eigenfetttransplantation leicht und ohne Risiko durchgeführt werden.

**EKG, Elektrokardiogramm**
 Untersuchungsmethode, bei welcher der Gesundheitszustand des Herzens geprüft wird. Es dient zur Vorbereitung einer Operation in » **Allgemeinanästhesie** oder » **Sedoanalgesie** (Kombination von Lokalanästhesie und Sedierungsmitteln).

**Elastizitätsverlust**
 Nachlassen der Spannkraft des Gewebes. Dafür sind vor allem die verminderte Wasserbindungsfähigkeit, eine Reduktion der elastischen » **Kollagenfasern** und eine durch UV-Licht bedingte Verquellung dieser Fasern verantwortlich.

**Epidermis**
Oberhaut. Sie besteht zu 90% aus hornbildenden Zellen, sog. Keratinozyten, die von der Grenzschicht zur daruntergelegenen » **Dermis** an die Oberfläche wandern und dabei absterben. Dabei kommt es zu einer Verhornung, die für die Schutzfunktion der Haut verantwortlich ist.

**Hämatom**
Bluterguss, Ansammlung von Blut außerhalb der Blutbahn im Gewebe. Es entsteht bei stumpfen Verletzungen (Zerplatzen kleinster Blutgefäße) oder bei Verletzung eines größeren Gefäßes.

**Haltbarkeit (von Implantaten)**
Moderne Implantate haben keine begrenzte Haltbarkeit und müssen daher nicht mehr – wie ältere Produkte – alle zehn Jahre gewechselt werden.

**Haptik**
Lehre vom Tastsinn. Nach einer » **Augmentationsmastopexie** ist die Art und Weise, wie sich die Brust anfühlt (Haptik), für die Natürlichkeit des Ergebnisses von entscheidender Bedeutung.

**Hautinzision**
= Hautschnitt.

**Histologie, histologisch**
Zellkunde, die Zellkunde betreffend. Eine histologische Untersuchung dient dem Nachweis einer Gewebeart. Dabei wird eine Gewebeprobe in ganz dünne Scheiben geschnitten, mit verschiedenen Farben gefärbt und unter dem Mikroskop untersucht.

**Hitze-Stress-Eiweiß**
(engl. = heat shock protein – HSP) ist eine Ursache für die Kapselfibrose. In Abhängigkeit des Operationstraumas (starke Dehnung, Blutung etc.) schütten die Zellen des Wundbettes mehr oder weniger Hitze-Stress-Eiweiß aus, wogegen der Körper mit einer Autoimmunreaktion antwortet. Das Ergebnis ist die Kapselfibrose.

**hypertrophe Narbe**
überschießende, wulstartige Narbenbildung, die innerhalb der Grenzen der Schnittführung beschränkt bleibt (Gegensatz zu » **Narbenkeloid**).

**Implantathersteller**
Zu den wichtigsten Implantatherstellerfirmen zählen Eurosilicone, Mentor, Mc Ghan, CUI, Polytech Silimed, Bess Arion, Sebbin, Nagor (diese Aufzählung erhebt keinen Anspruch auf Vollständigkeit).

**Implantathöhle**
Raum, in welchen das Implantat eingebracht wird. Die Implantathöhle wird vom Operateur geschaffen und soll ganz genau mit dem Quer- und Längsdurchmesser des Implantates übereinstimmen.

**Implantathülle**
Material, das den Inhalt der Brustimplantate umhüllt. Diese Hülle ist bei allen Implantaten aus Silikon, kann aber verschieden beschichtet werden (Polyurethan, Silikon etc.).

**Implantatpass**
„Ausweis" der Brustimplantate. Jede Patientin muss von ihrem behandelnden Arzt dieses Dokument ausgehändigt bekommen, in welchem Datum der OP und die exakte Produktbeschreibung des verwendeten Implantates vermerkt sind.

**Implantatrotation**
Wird die Implantathöhle zu groß gemacht bzw. die operierte Brust nicht geschont, besteht die Gefahr, dass sich Implantate drehen. Rotierte anatomische Implantate sind erkennbar, zur Korrektur muss operiert werden.

**Implantatruptur**
Wenn die äußere Hülle eines Brustimplantates beschädigt ist, spricht man von einer Implantatruptur. Eine Implantatruptur ist insbesondere bei Implantaten mit kohäsivem Gel in der MR-Mammografie nicht immer erkennbar. Der Fachausdruck für das morphologische Substrat einer beschädigten Kapsel lautet „Linguini-Zeichen". Bei geringen Kapselfibrosen bewirkt die Schrumpfung der Kapsel eine Faltenbildung der Implantathülle, die in der Bildgebung leicht mit einem „Linguini-Zeichen" verwechselt wird.

### Indikationsstellung

Festlegung der Gründe, die die Durchführung einer Operation rechtfertigen. Eine Operation ist dann indiziert, wenn sie vom behandelnden Arzt als medizinisch notwendig oder gerechtfertigt erachtet wird. Man spricht von der Operationsindikation.

### Infektion

Keimbesiedelung. Es gibt bakterielle, virale und Pilzinfektionen. Die Ausbreitung einer Infektion auf den ganzen Körper mit zirkulierenden Keimen im Blut nennt man Sepsis.

### Infektion, apathogene

Keimbesiedlung mit nichtkrankheitsauslösenden Erregern (Bakterien). Der häufigste apathogene Erreger ist Staphylococcus epidermidis, der u. a. Ursache einer Kapselfibrose sein kann.

### Infektion, pathogene

Keimbesiedlung mit krankheitsauslösenden Erregern (Bakterien). Sie erfordert die Verabreichung von Antibiotika und oft eine vorläufige Entfernung des Implantates.

### Intrakutannaht

Nahttechnik, bei welcher der Faden innerhalb der Haut geführt wird. In der Ästhetischen Chirurgie verwendet man Intrakutannähte, um besonders schöne und zarte Narben zu erzielen.

### Invasivität

Mit der Invasivität einer Operation wird das Ausmaß des Operationsumfangs bezeichnet, also wie groß die Wundhöhle ist, wie lang der Hautschnitt ist, etc. Eine minimal-invasive OP-Technik verwendet ganz kleine Hautschnitte. So ist beispielsweise eine endoskopische Gallenblasenentfernung weniger invasiv als die klassische, weil weit weniger Haut und Muskel durchtrennt werden.

### ISO 9000 CE-zertifiziert

internationaler Qualitätsstandard. Wie bei allen Medizinprodukten sollte gerade bei der Verwendung von Brustimplantaten auf deren Eignung und Qualität geachtet werden. Sollten Sie sich im Ausland operieren lassen und das dort angebotene Produkt nicht kennen, vergewissern Sie sich unbedingt über dessen ISO-9000-Zertifizierung.

### Kapillare

kleinstes Gefäß des Körpers. Durch die Eigenfetttransplantation werden neben Fettzellen auch Stammzellen (» **ADSC**) eingebracht, die den » **AGF** freisetzen, wodurch ein Wachstumsreiz für die Kapillaren entsteht, die daraufhin in das Empfängerbett einsprossen und die transplantierten Fettzellen mit Blut versorgen.

### Kapsel, Kapselfibrose, Kapselfibroserate

Der Körper reagiert auf das Brustimplantat wie auf einen „Eindringling". Er bildet eine dünne Bindegewebeschicht (= Kapsel), um ihn vom übrigen Gewebe abzutrennen. Im Idealfall bleibt die Kapsel zart und dünn und ist nicht spürbar. In etwa 3–5 % der Fälle verdickt die Kapsel bzw. kann die Kapsel auch schrumpfen. Es entsteht eine Kapselfibrose. Die Kapselfibrose wird in vier Stadien unterteilt (Baker I–IV).

### Kapselsprengung

nicht mehr zeitgemäße, konservative Methode, eine Kapselfibrose zu behandeln. Bei fortgeschrittener Kapselfibrose (Baker III und IV) kann durch massiven äußeren Druck die rigide Kapsel mehrfach „gebrochen" werden. Obwohl die Fragmente nicht entfernt werden, fühlt sich die behandelte Brust nicht mehr so hart an wie vorher. Die Rezidivrate ist jedoch hoch (50 %).

### Keloid

» **Narbenkeloid**.

### Kochsalzlösung (NaCl-Lösung)

Wasser, dem Kochsalz mit einem Volumenanteil von 0,9 % beigemengt wird. Diese Konzentration entspricht der Volumenkonzentration der menschlichen Körperflüssigkeiten. Daher ist die Kochsalzlösung ein idealer Volumenersatz, weil sie beim Eintritt ins Gewebe völlig reaktionslos aufgenommen werden kann. Nach der Brustkrebsdiskussion in den USA in den 1990er Jahren wurden für die Brustvergrößerung nur noch kochsalzgefüllte Implantate zugelassen. Erst seit 2006 sind silikongelgefüllte Implantate in den USA wieder zugelassen.

### kohäsiv

dickflüssig, zäh. Implantate mit kohäsivem Silikongel unterscheiden sich von solchen mit flüssigem Silikongel darin, dass bei Verletzung der Implantathülle der Inhalt nicht ausrinnt. Die Vernetzung der Silikonpartikel bei diesen modernen Fabrikaten lässt die Struktur des Implantates einem „Gummibärchen" ähneln. Die Form ist beständiger, und bei einer Verletzung der Hülle tritt kein Silikon aus.

### konservativ

im medizinischen Sprachgebrauch bedeutet konservativ nicht etwa das Gegenteil von progressiv oder modern, gemeint ist vielmehr das Gegenteil von „operativ". Eine „konservative" Therapie ist also eine Therapie, bei der nicht operiert wird. Ebenso wird bei einer „konservativen" Maßnahme nichts in den menschlichen Körper eingebracht.

### Kontaminierung, Kontamination

verseucht, infiziert, angesteckt. Brustimplantate können während der Operation durch das Hantieren mit krankheitsauslösenden oder nichtkrankheitsauslösenden Keimen kontaminiert werden.

### Lappenplastik

Wenn lebendes Gewebe von einer Körperstelle in eine andere eingebracht wird, spricht man von einer Lappenplastik. In der Plastischen Chirurgie werden Lappenplastiken zur Deckung von Gewebedefekten und zur Rekonstruktion von Körperteilen durchgeführt.

### Lungenröntgen, Thoraxröntgen

Röntgenuntersuchung der Lunge. Diese dient zur Vorbereitung einer Operation in » **Allgemeinanästhesie** oder » **Sedoanalgesie.** Sie kann bei Patientinnen unter 30 Jahren entfallen.

### Magnet-Resonanz-Mammografie (MR-Mammografie)

Untersuchungsmethode der Brust mittels Magnet-Resonanz-Tomografen. Die Trefferquote der MR-Mammografie für Brustkrebs liegt bei nahezu 100 %. In Österreich ist die MR-Mammografie chefarztpflichtig. Eine MR-Mammografie ist vor einer Bruststraffung nicht notwendig.

### MAK, Mamillen-Areola-Komplex

Brustwarze (» **Mamilla; Papilla mammae**) und Warzenhof (» **Areola**).

### Mamma

weibliche Brust. Die Brust der Frau besteht aus Drüsenkörper (Glandula mammaria), Fettgewebe, Bindegewebesepten und der Brustwarze (» **Mamilla; Papilla mammae**) einschließlich des Warzenhofs (» **Areola**), dem sog. » **Mammilla-Areola-Komplex (MAK)**, liegt auf dem großen Brustmuskel (» **Pectoralis major**) und erstreckt sich von der 2. bis zur 7. Rippe.

### Mammaparenchym

Brustdrüsengewebe.

### Mamilla

auch Mamille; Brustwarze; korrekte lat. Bezeichnung ist eigentlich „papilla mammaria".

### Mammografie, konventionell

Röntgenuntersuchung der Brust, die zum Aufspüren bösartiger Geschwülste der Brust dient. Die Trefferquote der konventionellen Mammografie liegt bei einer Tumorgröße ab 5 mm bei 50 %, ab 2 cm bei 80–90 %. Vor jeder Bruststraffung sollte eine Mammografie durchgeführt werden.

### Mastopexie

Straffungsoperation der weiblichen Brust; Bruststraffung.

### Mikrokalk
Begriff aus der Röntgenkunde. Brustkrebs lässt sich am Röntgenbild oft anhand von kleinen Kalkstippchen diagnostizieren, die im Fachjargon als Mikrokalk bezeichnet werden. Wenn im Rahmen einer Bruststraffung auch eine Eigenfetttransplantation zur Symmetrisierung und/oder Vergrößerung der Brüste durchgeführt wurde, kann es zu Verkalkungen kommen. Diese unterscheiden sich radiologisch jedoch deutlich von Mikrokalk, es sollte also zu keinen Verwechslungen kommen.

### Narbendehiszenz
Auseinanderweichen einer Narbe. Narbendehiszenz entsteht bei schwachem Bindegewebe, deshalb weichen die Wundränder auseinander, und es entsteht die typische verbreiterte, oft auch eingesunkene, dehiszente Narbe. Auch bei großer Spannung an den Wundrändern kann es zu verbreiterten Narben kommen. Funktionell ist die Narbendehiszens das anatomische Gegenteil des » **Narbenkeloids** (die Narbe ist verdickt).

### Narbenkeloid
verstärktes Narbenwachstum, das per definitionem die Grenzen der Schnittführung überschreitet. Gegensatz zu » **hypertropher** Narbe, die zwar verdickt und wulstig sein kann, jedoch nicht größer als die Hautnarbe ist.

### Nekrose
örtlich begrenzter Gewebetod. Eine Hautnekrose bezeichnet ein abgestorbenes Hautareal, eine Gewebenekrose bezeichnet abgestorbenes Gewebe. Die Hautnekrose kommt dann vor, wenn die Haut unter zu starker Spannung vernäht wird. Gewebenekrosen kommen dann vor, wenn die Blutversorgung des verbleibenden Gewebes unzureichend ist.

### Nervi intercostales
Zwischenrippennerven. Von der 2. bis 5. Rippe ausgehend geben sie aufsteigende Äste ab (sog. mediale und laterale Perforatoren) und versorgen die Brust und insbesondere den » **MAK** sensibel.

### Nervi supraclaviculares
Nervenäste des » **Plexus cervicalis**, die von der Schlüsselbeinregion senkrecht nach unten ziehen und die oberen Quadranten der Brust sensibel versorgen.

### Nischentheorie
» **Stammzellen** (» **ADSC**) können ihre Identität entsprechend ihrer Umgebung (=Nische) verändern, sie können sich also in verschiedene Zelltypen umwandeln. Damit die Stammzelle in der neuen Nische die „richtige Identität" annimmt, benötigt sie die nötige biologische Information. Wie Stammzellen diese Information über die Umgebung erhalten (Nischentheorie) ist Gegenstand intensivster wissenschaftlicher Forschungen. Es gibt zahlreiche Theorien, wie die Information zur Stammzelle gelangt: Es geht um Botenstoffe (Transmitter), die entweder über die extrazelluläre Umgebung oder über die Blutzirkulation und/oder die Lymphgefäße bzw. über das Nervensystem die Stammzellen erreichen.

### Ölzyste
mit Fetttröpfchen angefülltes zystisches Lipom. Wenn im Rahmen einer Bruststraffung auch eine Eigenfetttransplantation zur Symmetrisierung und/oder Vergrößerung der Brüste durchgeführt wurde, können Ölzysten entstehen, wenn ein Teil des transplantierten Fetts nicht einheilt. Ölzysten können spürbar sein, sind allerdings ungefährlich.

### Östrogen
wichtiges weibliches Sexualhormon, das hauptsächlich in den Eierstöcken gebildet wird. Im Rahmen der Schwangerschaft wird vermehrt Östrogen gebildet, weshalb die Brust größer wird. Auch in den Hoden des Mannes wird in geringen Mengen Östrogen gebildet.

### OP-Freigabe, Operationsfreigabe
vom Internisten oder Allgemeinmediziner durchgeführte Untersuchung, um die körperliche Eignung der Patientin für die Operation zu prüfen. Die OP-Freigabe wird nach Durchführung von » **Lungenröntgen**, Blutuntersuchung (» **Blutbild**) und » **EKG** ausgestellt.

**pathologisch**
krankhaft (verändert). Ein Organ funktioniert pathologisch, wenn es nicht oder schlecht arbeitet. Ein Befund ist pathologisch, wenn er auf eine krankhafte Veränderung hinweist.

**Pectoralis major, Pectoralis minor**
großer und kleiner Brustmuskel. Die weibliche Brust liegt auf dem Pectoralis major, dem großen Brustmuskel. Der Pectoralis minor liegt unter dem Pectoralis major und ist deutlich kleiner.

**physiologisch**
die Lebensvorgänge im Organismus betreffend. Im medizinischen Sprachgebrauch wird physiologisch aber im Sinne von gesund und normal funktionierend verwendet. Physiologische Laborwerte bedeuten, dass die Befunde in Ordnung sind, ein Organ funktioniert physiologisch, wenn es gesund ist, Gegensatz zu » **pathologisch** (krankhaft).

**Plexus cervicalis**
Halsnervengeflecht. Äste des Plexus cervicalis (» **Nervi supraclaviculares**) ziehen senkrecht nach unten und versorgen die oberen Quadranten der Brust sensibel.

**Prädisposition**
genetische Veranlagung. Wenn man für eine Krankheit prädisponiert ist, erhöht sich die Wahrscheinlichkeit, an ihr zu erkranken.

**Projektion**
Im Zusammenhang mit Brustimplantaten versteht man unter Projektion die Strecke zwischen Implantatboden und dessen Scheitelpunkt. Es gibt Implantate mit geringer (sind eher flach) und hoher Projektion (sind eher hoch). Die richtige Auswahl entscheidet der Operateur im Gespräch mit der Patientin anhand der gegebenen anatomischen Voraussetzungen.

**Prolactin**
Prolactin (PRL) auch laktotropes Hormon (LTH) oder Laktotropin genannt, ist ein Hormon, das im Hypophysenvorderlappen gebildet wird. Es ist v. a. für das Wachstum der Brustdrüse im Verlauf der Schwangerschaft und für die Milchsekretion (Laktation) während der Stillzeit verantwortlich.

**Prophylaxe**
vorbeugende Maßnahme, Vorbeugung.

**p.s.-Heilung**
steht für „per secundam-Heilung" (sekundäre Wundheilung). Eine Wunde heilt unter anderem dann p.s., wenn eine » **Infektion** vorliegt, die Haut der Wundränder geschädigt ist, die Wundränder unter zu starker Spannung stehen oder wenn es unmöglich ist, die Wunde zu verschließen. Die Narben werden zumeist breit und auffällig.

**Ptose**
Absenkung, Abschlaffung. Eine Brust wird als ptotisch bezeichnet, wenn sie hängt. Unter Mammaptose versteht man also einen Hängebusen.

**Quadranten**
Die weibliche Brust wird in vier Abschnitte unterteilt, die als Quadranten bezeichnet werden. Man unterscheidet zwischen dem oberen inneren Quadranten, dem oberen äußeren Quadranten, dem unteren inneren Quadranten und dem unteren äußeren Quadranten.

**Quadranten-Hypoplasie, -Aplasie**
Es gibt angeborene Fehlbildungen, bei welchen ein oder mehrere » **Quadranten** nur teilweise ausgebildet sind (Quadranten-Hypoplasie) oder aber vollständig fehlen (Quadranten-Aplasie).

**Raffnaht**
» **Tabaksbeutelnaht**.

**Reduktionsplastik**
Verkleinerungsoperation der weiblichen Brust; Brustverkleinerung.

**Rekonvaleszenz**
Genesung, Genesungszeit.

**Resorption**
wenn Flüssigkeit, die frei im Gewebe liegt, durch die Gefäßwände hindurch in den Blut- oder Lymphkreislauf gelangt und auf diese Weise abtransportiert wird.

**Rezidiv**
 Ein Rezidiv ist das Wiederauftreten einer Erkrankung (Rückfall) oder einer krankhaften Veränderung nach völliger Symptomfreiheit.

**Rippling**
 wellenförmige Verformung der Haut. Sie tritt fast immer im inneren und oberen Bereich vergrößerter Brüste auf (Dekolleté). Rippling ist lageabhängig (verstärkt bei Beugung des Oberkörpers) und tritt fast immer bei schlanken Patientinnen mit sehr wenig Eigenbrust auf.

**Sedoanalgesie**
 Dämmerschlaf; Narkoseform, bei welcher der Patient nicht intubiert wird und selbstständig atmet. Durch Gabe von schmerzausschaltenden Medikamenten wird das Operieren möglich gemacht.

**Sensibilitätsstörung**
 Im Zuge einer Bruststraffung kann es in seltenen Fällen zur Durchtrennung einiger sensibler Hautnerven kommen. Im Normalfall sprossen aus der Umgebung sensible Nervenfasern in das operierte Areal ein, und die Sensibilität kehrt zurück.

**Silikongranulome, Silikonome**
 bindegewebige Reaktion des Körpers auf freies Silikon im Gewebe. Silikonome entstehen, wenn flüssiges Silikongel austritt und in das Gewebe gelangt (mitunter hart und schmerzhaft).

**Silikonpflaster**
 mit Silikon beschichtetes Pflaster, das zur Behandlung von » **hypertrophen Narben** und » **Narbenkeloiden** verwendet wird.

**Stammzellenanreicherung**
 Verfahren, bei welchem das » **Aspirat** einer » **Eigenfetttransplantation** zunächst in zwei Hälften geteilt wird. Aus der einen Hälfte werden die Stammzellen (» **ADSC**) biotechnisch entnommen und der anderen Hälfte beigemengt. Auf diese Weise lässt sich der Anteil der ADSC im Transplantat verdoppeln. Zweck der Stammzellenanreicherung ist die Erhöhung der Einheilungsrate von transplantierten Fettzellen.

**Stammzellen des Fettgewebes, (ADSC)**
 engl.: „adipose derived stem cells" (ADSC); Zellvorstufen mit besonderen biologischen Eigenschaften. Stammzellen besitzen die Fähigkeit der » **asymmetrischen Zellteilung** und der Weiterentwicklung (Ausdifferenzierung) in verschiedene Zelltypen. Die Teilung einer Stammzelle führt zu zwei verschiedenen Tochterzellen: Eine ist mit ihr ident und behält daher auch die Stammzelleneigenschaften bei, die andere ist bereits weiter ausdifferenziert und besitzt keine Stammzelleneigenschaften mehr. Ändert man die » **Nische** einer Stammzelle, vermag sie sich in eine andere Zelle zu verwandeln.

**Stillfähigkeit**
 Bei der Bruststraffung wird das Brustgewebe normalerweise nicht verletzt, daher sollte es eigentlich nie vorkommen, dass es nach einer Bruststraffung zum Verlust oder zu einer Einschränkung der Stillfähigkeit kommt.

**Stütz-BH**
 Büstenhalter, ähnlich einem Sport-BH, mit breiten Trägern und straffem Gurt, der nach einer Bruststraffung für etwa vier Wochen Tag und Nacht getragen werden soll.

**subkutan**
 unter der Haut gelegen.

**Submammärfalte**
 Die Submammärfalte ist die medizinische Bezeichnung für die Unterbrustfalte (sub = unter, mamma = Brust).

**Tabaksbeutelnaht**
 auch Raffnaht genannt. Bei narbensparenden Techniken kommt es vor, dass die den » **MAK** umgebende Haut unter teils beträchtlicher Spannung mit ihm vernäht wird. Um eine Narbendehiszenz bzw. eine Vergrößerung des MAK zu vermeiden, kann die ihn umgebende Haut mit einer Tabaksbeutelnaht zusammengezogen werden. Dadurch wird die Spannung vom Wundrand auf die umgebende Haut verlegt. Sie wird deshalb als Tabaksbeutelnaht bezeichnet, weil sie wie die Öffnung eines Tabakbeutels zusammengezogen wird.

**texturiert**

Man spricht von „texturierter" Oberfläche, wenn die Implantathülle mit einer oberflächenvergrößernden Schicht versetzt wird, die sich rau bzw. pelzig anfühlt. Texturierte Implantate gibt es seit 1994. Sie sollen die Kapselfibroserate herabsetzen. Davor wurden nur glatte Implantate produziert, die es nach wie vor gibt.

**Trauma**

kommt aus dem Griechischen und bedeutet „Wunde". Wird in der Medizin für „Verletzung" verwendet. Oft auch für die Folgen einer Gewalteinwirkung eingesetzt.

**traumatisch**

verletzend, » **Trauma.**

**Weichteilmantel, Ummantelung**

Im Zusammenhang mit der Augmentationsmastopexie ist mit einem Weichteilmantel jenes Gewebe gemeint, das das Implantat umhüllt. Für ein natürliches Ergebnis muss der Weichteilmantel ausreichend dick und groß sein, damit die Ränder des Implantates nicht erkannt werden.

**Wundheilungsstörung**

Ausbleiben der primären (= sofortigen) Wundheilung. Es gibt viele verschiedene Ursachen, die das primäre Abheilen einer Operationswunde verzögern oder verhindern. Dazu gehören » **Infektionen** (Bakterienbesiedelung), schlechte Durchblutung der Wundränder infolge zu großer Hautspannung etc.

**Zellteilung, asymmetrische**

biologische Eigenschaft der » **Stammzellen.** Bei der Teilung einer solchen Zelle entstehen nicht, wie bei der Teilung einer ausdifferenzierten Zelle, zwei mit der Mutterzelle idente Tochterzellen, sondern nur eine der beiden Tochterzellen ist mit der Mutterzelle ident, während sich die zweite Tochterzelle ausdifferenziert. Die ausdifferenzierte Zelle wird bei der nächsten Zellteilung ihrerseits nur idente Tochterzellen bilden können, während sich ihre undifferenziert gebliebene Schwester wieder asymmetrisch teilen wird.

**Zellteilung, symmetrische**

bei der symmetrischen Zellteilung entstehen zwei mit der Mutterzelle idente Tochterzellen.

**Zentrifuge**

technisches Gerät, das die Massenträgheit im Zentrifugiergutraum zur Stofftrennung nutzt. Die Stofftrennung ist im Vergleich zur Sedimentation mit Schwerkraft allein wesentlich schneller oder wird überhaupt erst möglich. Gegenkräfte wie die Adhäsion oder die thermische Molekularbewegung werden überwunden. Im Rahmen der » **Eigenfetttransplantation** wird das » **Aspirat** vor dem Einbringen in die Empfängerregion etwa drei Minuten zentrifugiert; es entstehen eine ölige, eine zelluläre und eine wässrige Phase. Nach Ableeren der öligen und wässrigen Phase wird die zelluläre Phase in das Empfängerbett eingebracht. Wie lange und ob überhaupt zentrifugiert werden soll, wird nach wie vor diskutiert.

**Z-Plastik**

in der Plastischen Chirurgie sehr häufig verwendete Technik zur Umlegung von Spannungsverhältnissen der Haut nach Operationen. Dabei werden zwei dreiecksförmige Hautzipfel gebildet und gegeneinander rotiert. Es resultiert eine z-förmige Narbe, die die Hautspannung auf mehrere Vektoren aufteilt und so das Auftreten » **hypertropher Narben** weitgehend verhindert.

# OPERATIVES SPEKTRUM UNIV.-PROF. DR. EDVIN R. TURKOF

## Ästhetische Chirurgie

**GESICHT**
- **Korrektur des alternden Gesichts**
  Stirn-Lift, Midface-Lift, Wangen-Lift, Hals-Lift, kombinierte Eingriffe
- **Augen**
  Korrektur der Oberlider, Korrektur der Unterlider,
  Korrektur abgesunkener Augenbrauen, Korrektur der Tränensäcke,
  Korrektur der Augenringe, kombinierte Eingriffe
- **Ohren**
  Korrektur abstehender Ohren, Korrektur abstehender Ohrläppchen,
  Korrektur angeborener Fehlbildungen
- **Nase**
  ästhetische und funktionelle Korrekturen
- **Kinn**
  Korrektur des fliehenden und des vorstehenden Kinns
- **Lippen**
  Lippenvergrößerung und Korrektur von Asymmetrien

**BRUST**
- Vergrößerung
- Verkleinerung
- Straffung (Hebung)
- Korrektur angeborener Fehlbildungen
- Gynäkomastie (Brustbildung beim Mann)

**STRAFFUNGEN**
- Bauchdecke
- Oberschenkel
- Oberarme
- Body-Lift (Gesäß, Hüfte & Bauch)

**FETTABSAUGUNG (LIPOSUCTION)**
- an allen Körperregionen möglich

**FALTENBEHANDLUNG**
- Botox
- Eigenfettunterspritzungen
- Peelings
- Filler

## Rekonstruktive Chirurgie

- Wiederherstellung der weiblichen Brust nach Krebsoperation
- Wiederherstellung der für die Erektion verantwortlichen Nerven nach radikaler Prostataoperation
- Narbenkorrektur
- Defektdeckungen nach Verletzungen
- Korrekturen von Verbrennungsnarben
- Lappenplastiken

## Mikrochirurgie

- Intraoperative Elektroneurodiagnostik
- Freie, mikrochirurgische Lappenplastiken
- Lymphgefäßtransplantation und Lymphgefäßtransfer zur Korrektur von sekundären Lymphödemen
- Wiederherstellung von Nervendefekten mit mikrochirurgischer Nerventransplantation
- Mikrochirurgische Gefäßnähte und Gefäßrekonstruktionen

## Handchirurgie

- Korrektur angeborener Fehlbildungen
- Kompressionssyndrome
- Verletzungen

## Chirurgie der peripheren Nerven

- Diabetische Neuropathie
- Engpasssyndrome
- Chronische Schmerzen

# ALLE BÄNDE
# AUF EINEN BLICK

- **FETTABSAUGUNG**
  BAND 1 / ISBN 978–3–85175–896–2

- **BRUSTVERGRÖSSERUNG**
  BAND 2 / ISBN 978–3–85175–890–0

- **AUGENLIDKORREKTUR**
  BAND 3 / ISBN 978–3–85175–887–0

- **NASEN- UND KINNKORREKTUR**
  BAND 4 / ISBN 978–3–85175–888–7

- **GYNÄKOMASTIE**
  BAND 5 / ISBN 978–3–85175–893–1

- **SCHAMLIPPENKORREKTUR**
  BAND 6 / ISBN 978–3–85175–897–9

- **FACE-LIFTING**
  BAND 7 / ISBN 978–3–85175–886–3

- **BAUCHDECKENSTRAFFUNG & BODYLIFT**
  BAND 8 / ISBN 978–3–85175–895–5

- **EIGENFETT, BOTOX & FILLER**
  BAND 9 / ISBN 978–3–85175–898–6

- **OHRKORREKTUR**
  BAND 10 / ISBN 978–3–85175–889–4

- **BRUSTSTRAFFUNG**
  BAND 11 / ISBN 978–3–85175–892–4

- **BRUSTVERKLEINERUNG**
  BAND 12 / ISBN 978–3–85175–891–7

- **OBERARMSTRAFFUNG & OBERSCHENKELSTRAFFUNG***
  BAND 13 / ISBN 978–3–85175–894–8

* Erscheinung bis Frühjahr 2011

# KONTAKT

Ordination Univ.-Prof. Dr. Edvin Turkof
Rahlgasse 1
A-1060 Wien

Terminvereinbarung & Information
Montag bis Freitag von 9.00 bis 19.00 Uhr

TEL.: +43 (01) 587 00 00
MAIL: dr.edvin@turkof.com
WEB: www.turkof.com
www.enzyklopaedia-aesthetica.com